中醫減重

排隊名醫林朝慶談

為什麼病患願意等他到半夜？

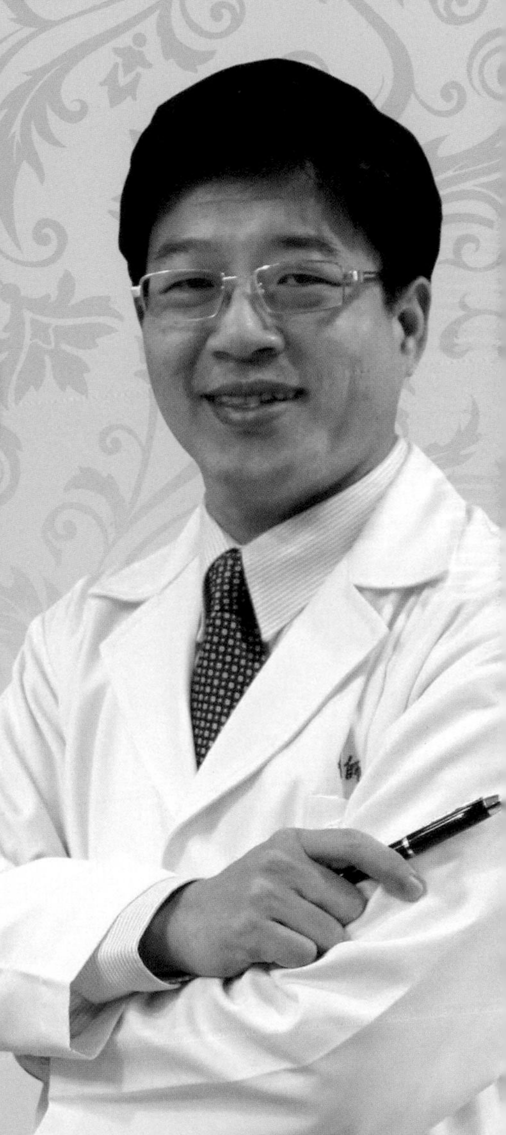

林朝慶 著

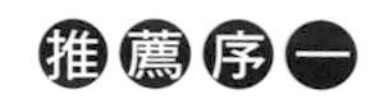

說起我和林院長的緣分，可說是亦師亦友。

早在民國82年，我曾經接受他的中醫課程指導，那時候覺得他外型帥氣、為人隨和又幽默，獨特的人格特質讓我印象深刻。林院長既聰穎又常替人設想，對患者更是「視病如親」。常耳聞中醫師同道說：林院長的診所滿是求診的病患，診所周圍更是常常道路壅塞，這種盛況自是源於林院長高超的中醫專業診療技術，特別是在應付繁忙的診務之餘，仍不減其對患者的用心及熱忱，著實為名醫、良醫。除此之外，林院長也不吝提攜後進、分享專業心得。記得我擔任醫學會理事長期間，舉辦進修課程，曾經邀請林院長開講，或是公會邀請他擔任專業的講師，他都義不容辭來分享他的中醫臨床心得和診務上應該注意及加強的地方，而且知無不言、言無不盡。他的口頭禪就是：「我已把我會的99.9%教給各位了！」，我也是抱著既崇拜又羨慕的心向他學習，還常常叫他「偶像學長」。

林院長擅長中醫健康減重，造福許多人。21世紀的文明病「代謝症候群」，也就是眾所周知的「肥胖」，它常是萬病之源。現代人作息不規律，工作壓力大又缺乏運動，造成肥胖，好發糖尿病、高血壓、高血脂、痛風等慢性疾病。過去大家常認為這些慢性病是老年人的「專利」，近年來則有年輕化的趨勢。因為生活習慣不良，飲食未加節制，導致身型因而走樣，健康亮紅燈，身型變成圓桶狀、蘋果型或是酪梨型，常常會減少患者的自尊心和自信心，繼而影響人際關係，而體力不佳更是造成工作效能低下的主要原因。因此，減重是個嚴肅的課題。

很開心林院長分享給我們更好的減重方向和體重管理新觀念，強調避免錯誤的減重觀念與迷思。不要濫用偏方、以訛傳訛，甚至斷食或單一食物減肥法，以免造成營養不良，甚至傷害健康。書中指引中醫減重的明確方向，不僅是讀者體重管理的依據，更可作為中醫師臨床衛教減重患者的參考書。

書中介紹肥胖常見的四種中醫體質證型，提醒患者減重方法必須因體質而異。另外穴位埋線及針灸更是大家熟知的中醫減重療法，林院長完整呈現他在臨床上常使用的安全穴埋方式，用深入淺出的文字讓讀者瞭解其作用原理、安全性和顯著療效。此外，如何在減重療效出現之後，維持身型、避免復胖非常重要，林院長在本書最後的「Q&A」部分也詳細的告訴了讀者。

眾所周知，國人的前十大死因，心血管疾病就占了一半以上，所以忽略肥胖和不良的體重管理是現代人的隱形殺手，管控好體重是開啟健康的不二法門。這本書的內容，能讓大家重視肥胖產生的後遺症，積極健康減重，因減重而獲得健康。相信這正是林院長寫這本書最大的立意和心願。

羅明宇

（台灣中醫師同德醫學會榮譽理事長）

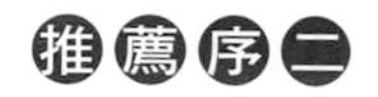

林醫師為揚名海內外之減重名醫，通曉中西醫界，對於體重控制之治療，享有盛名，也時常接受電視媒體及網路之採訪，並於報導中宣揚中醫之理念。認識林醫師已有20載的時光，他為人謙虛有禮，對患者更是視病猶親，不只是減重專業，更是一位全方位的醫師，對中醫師公會提出非常多的建言，對社會責任肩負相當多的使命感，可謂是中醫界的一位楷模。

本書側重於中醫減重的內涵，透過本著作就能清楚了解中醫師是如何來幫患者進行體重控制。著作中首先提及中醫師的體重控制到底有哪些重要的概念？有哪些是錯誤的方法？再介紹如何運用中醫的理論來做體重控制；進而詳細說明穴位埋線的由來、方式及注意事項。更貼心的是，在許多提問及解答的部分，為讀者的許多疑慮做了詳細的解答，讓對於中醫減重以及穴位埋線有興趣的讀者能更進一步認識體重控制之治療方式。

在著作中也介紹了許多成功減重的案例，當然，朝慶兄的患者數量已經相當可觀，他列出一小部分的成功案例為的是給大家信心，但即便這小部分的案例已經相當令人佩服，更不用說那些長年受他照顧的患者有多少。

本書在作者的說明下，讓人能夠更懂中醫體重控制這一環。朝慶兄是一位非常細心的人，做事情也是踏踏實實的，這是他多年來的經驗累積與傳承，這次他用心的完成這本書，我也誠摯的推薦這本新書，希望成為你人生中重要的收藏書之一。

陳潮宗
（台灣中醫臨床醫學會名譽理事長、台灣基層中醫師協會理事長）

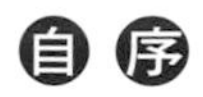

自序

自從行醫以來，一直對中醫減重領域抱有極高的興趣，臨床的內科及酸痛科患者有很多的症狀是與體重過重有很大的關係，若是能為患者將體重減輕下來，中醫根本治療才會有更好的療效。

很多媽媽們因為過胖導致身體不健康的問題，而年輕小姐們則因過重而有交友及工作的問題，所以在看診時，常常會被患者要求幫她們「順便」減重，讓我決心在減重這個領域下足功夫，好好地研究，來解決這麼多患者的苦惱。

看診這麼多年來，減重的患者已突破了50萬人次，在口耳相傳下，有很多人是被介紹來的，原因無他，患者在用我們的中藥控制體重的同時，我也依照其體質添加了調理身體的藥物，所以在減重的過程中，患者的體質變好了，人更健康了，無疑打破減重傷身的錯誤觀念。例如，有人抵抗力改善變得不容易感冒，有人月經正常了，甚至還有難受孕的患者成功懷孕，連每天要吃3～4顆止痛藥的頭痛患者也痊癒了。當然，我相信這些結果來自於「醫病，也醫心」。幾乎每天都有患者向我傳遞好消息，有身體上的、工作上的、感情上的，令我覺得很高興，也替患者感到開心。

談到中醫減重方式之所以會有效，是因為用了三大秘寶：一是中藥調理，二是穴位埋線，三是飲食控制，三大法寶同時運用效率很高，瘦10公斤以上的患者不在少數。而為服務更多病患，長（常）榮中醫診所繼新北市中和總院及台北市吉林分院之後，於2014年在桃園市拓展第三分院，以服務桃園地區的患者。

我堅信「一步一腳印」，認真地看病，嚴守藥材品質，才能造福更多的人群，建立起中醫的好口碑！但診所能服務的客人終究有限，於是，我在看診之餘，勉力從休息時間中再擠出一點時間，經過將近一年的努力，終於完成了這本書的寫作。

我希望這本書的出版，能給更廣大有體重困擾的民眾有一個健康指引，書中所述都是我在看診過程中最常處理的問題及解決方案，但紙短情長，總覺得意猶未盡，如果這本書對您的健康問題沒有做到全面的解答，歡迎您來診所與我結緣！

林朝慶

CONTENTS

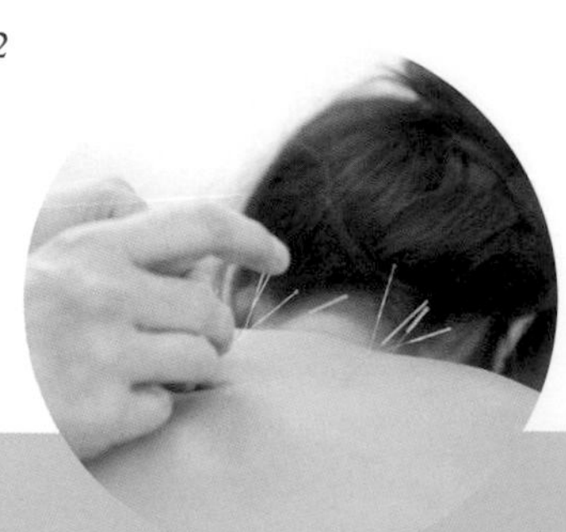

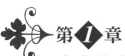

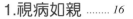

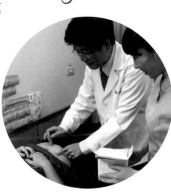

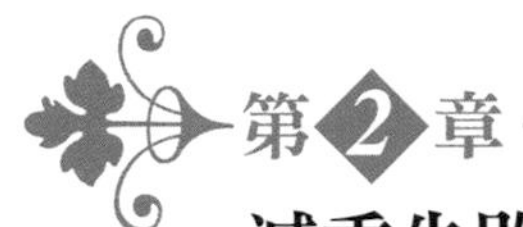
第2章

減重失敗，你做錯了什麼？

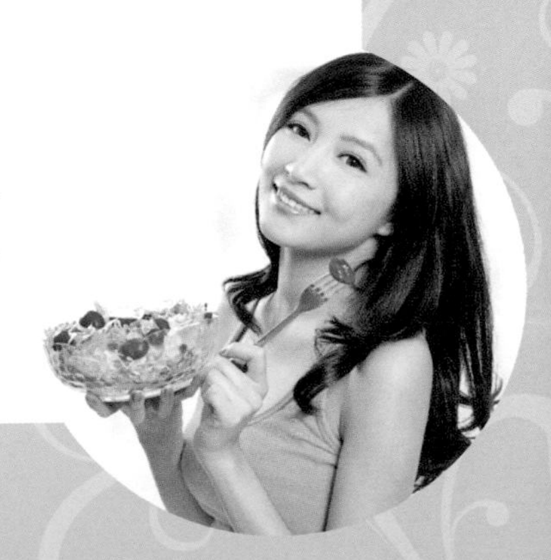

CONTENTS

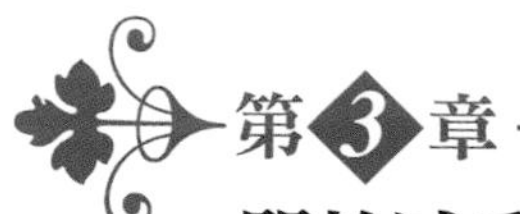

第3章 關於減重，聽聽中醫師的看法 76

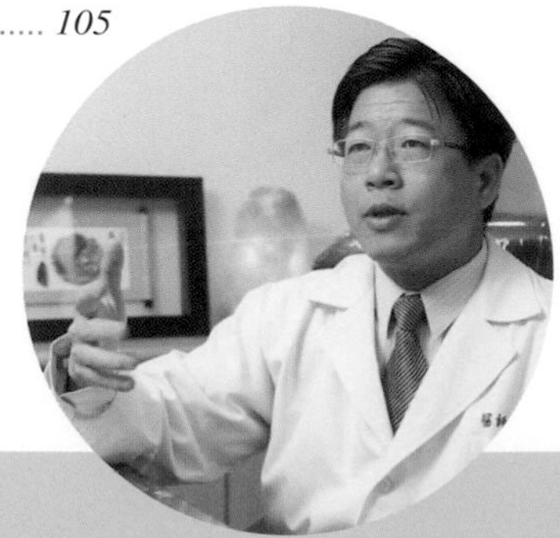

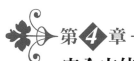

第4章 安全穴位埋線減重方法大公開 108

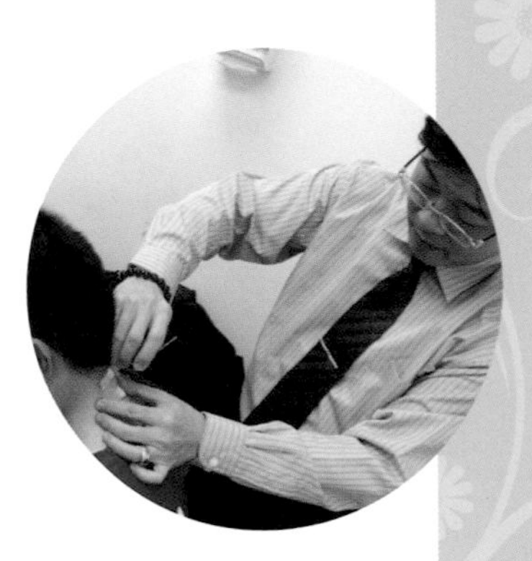

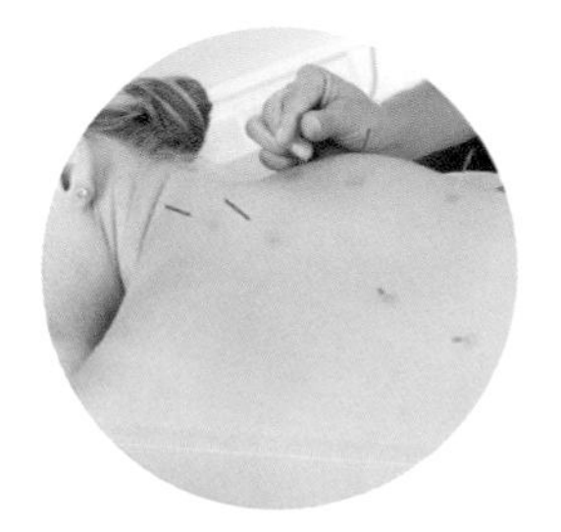

CONTENTS

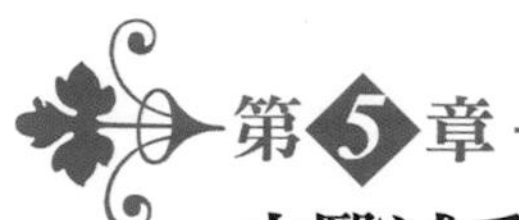

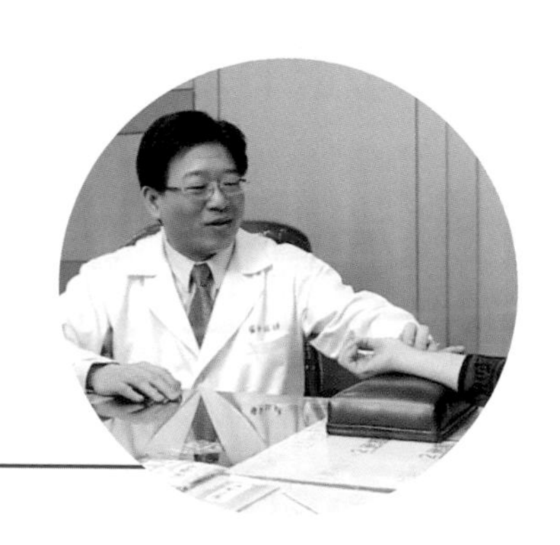

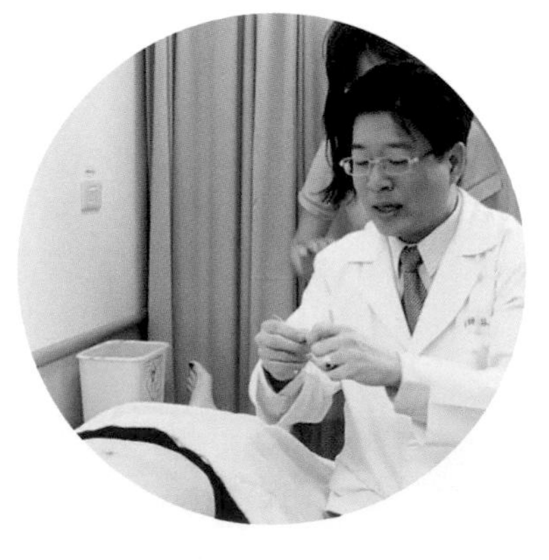

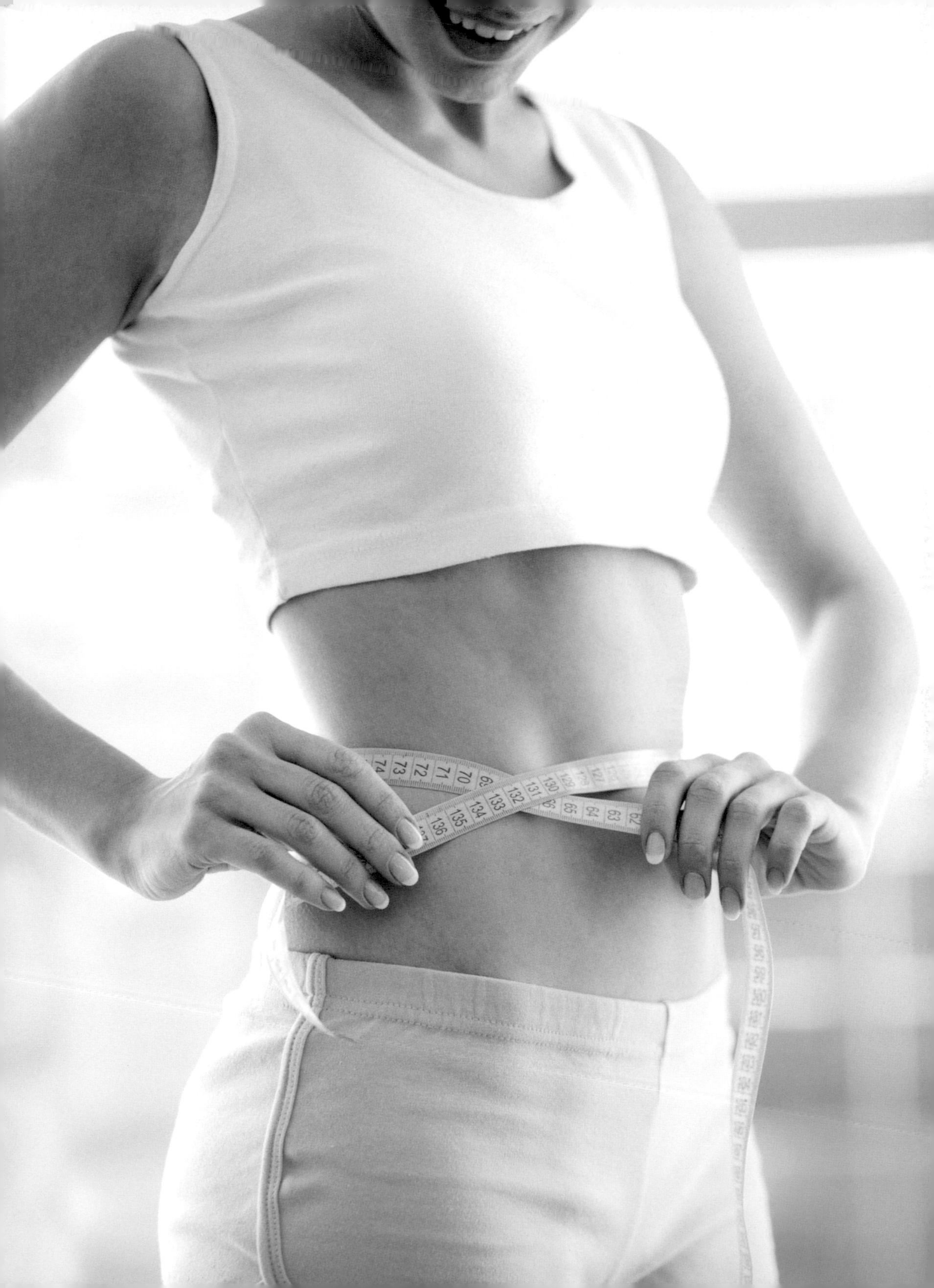

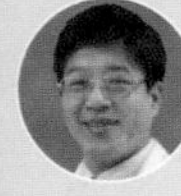

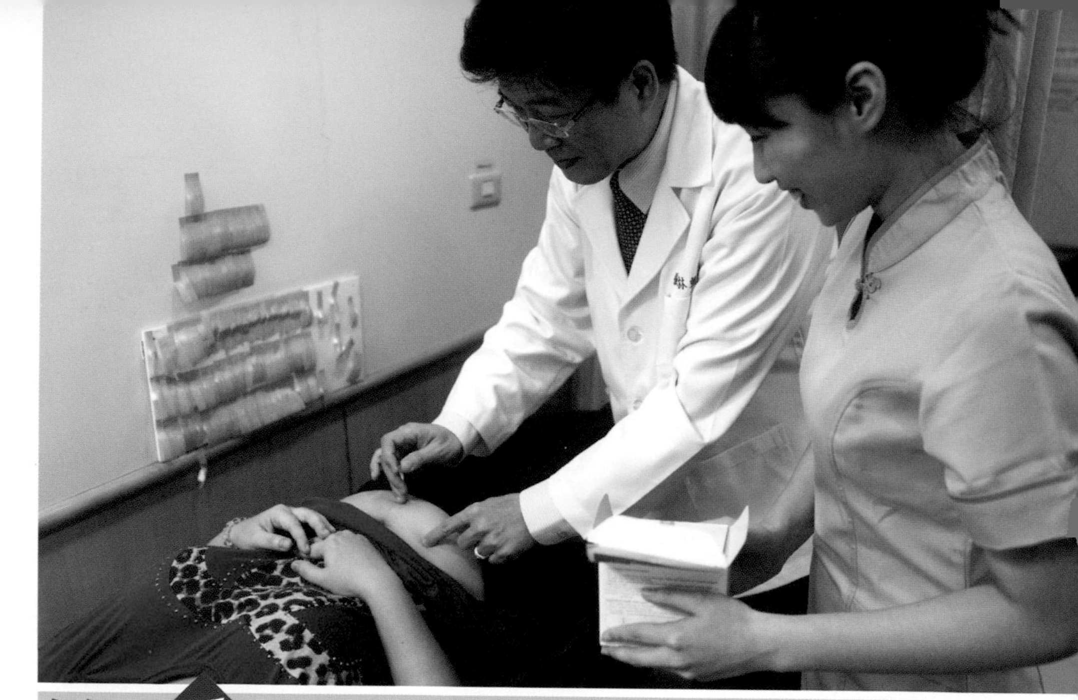

第1章
患者的痛苦，醫者感同身受

1 視病如親

◎看病是興趣，也是使命

雖然診所每天幾乎都大排長龍，但診所上上下下的員工卻一點都不會抱怨，因為讓每一位來診所求助的病患都能獲得最好的診治，滿意地離開，正是我們的使命，也是最大的成就感。「視病如親」是我多年來一貫堅持的精神，不論在病患或是員工眼中，總希望自己可以做一個有守有為始終堅持醫療品質的好醫師。

員工說我，「把看病當作興趣、天職、使命，從來都不會厭倦」。其實我只是習慣把每個患者當成家人關心，經常苦口婆心提醒患者要按時服藥，要注意身體健康，平日要注重保養，才不會到頭來飽受疾病糾纏痛苦不堪。而且，不管什麼病症的患者來到診所，他們若問：「醫生，這個病會不會好？」不論病患的病情進展到哪一個階段，我都會真心的回答他們：「會的，一定會更好！」這麼做不是給病患餵麻醉劑，而是相信病患要有「戰勝病魔的信心」，才能讓身體有對抗疾病的能量。換句話說，身為一名醫者，對於病患不只要「醫身」，更要「醫心」。我也樂見病患因醫者真心如家人般的對待，對診治的過程充滿信心。

患者因為給予的處方，讓病痊癒了，而把我當成一個甘心為他們付出的好醫師，甚至好朋友看待，說真的，我就開心了。有時患者沒好好遵從醫囑，病情不見改善，受不了又來求助，我依然會帶著不變的笑容，好言相勸。而聽從醫囑的患者，當疾病開始出現好轉的時候，我會大大鼓勵稱讚，增加患者治癒的信心。

事實上，我早已成為患者們傾訴心事的對象，許多患者即使沒生什麼大病，也想來掛號讓我看一下才放心，順道向我抱怨一下近日生活上遇到的挫折或不愉快，或分享家中大大小小的喜事趣事。對此，我一點都不以為意，只要在不影響其他患者看診時間的情況下，一定專心又認真帶著笑容聽病患說完心事，而這即是醫者「醫病，更要醫心」的道理，因為唯有身體健康的人心情才會開朗，日子才會過得快樂。

許多人身體上的疾病其實都與心情不開朗有關，把傾聽患者訴說心事當成診療的一個重要環節，透過傾聽，進而找到生理診察上無法看出的病源；而且，很可能僅是一句貼心的話，就是最具療效的藥引子，勝過其他治療方式千萬倍。

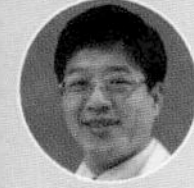

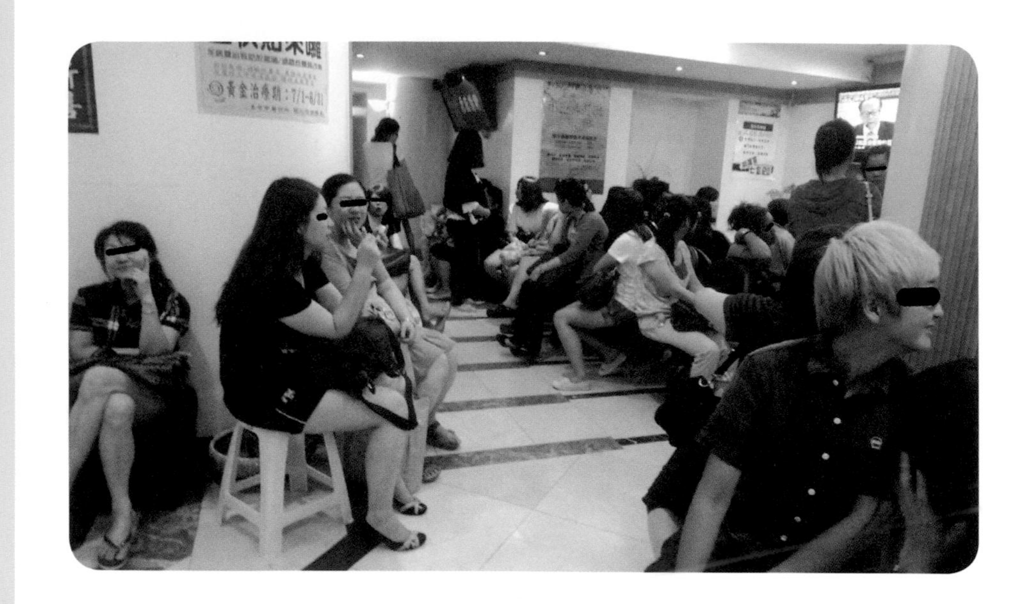

每天看診時間經常長達10小時以上，卻對每個患者依舊保持始終如一的親切態度及看診品質，員工們總是說我，「從沒有看過哪個醫師把看診當成興趣，這樣樂此不疲！」但自認在醫者這條道路上，要持續修練更強的抗壓性和鍛鍊更高的EQ，使病患能得到更好的照顧。在這樣的堅持下，我經營的診所不僅要求高品質的看診，也要求高品質的用藥，不僅院內所有使用的藥材及醫療器材都必須通過國家合格認證，新進藥材也必定經過親自臨床測試，確認安全無虞後，才提供給患者作為治療之用。連這些一般人根本看不到的地方，都必須堅持做到最好。員工認為，這就是常（長）榮中醫診所業務得以蒸蒸日上的秘訣，也是診所內上上下下員工都願意長年在這裡工作的最大原因。

在許多遠道而來看診的患者多年來催促之下，診所終於選定台北市吉林路開設第二家分院，這對從中和以外地區前來看診的病患可說是多了一個選擇，可以不用再舟車勞頓前來看診。但總是有許多住在桃竹苗甚至南部的患者，就醫上仍感不方便。因此，在大家的要求下再設立了桃園分院。因為服務點增加，使看診量也能增加，加上診所醫師都非常優秀，未來希望可以提供病患更好的服務品質，也期許會有更多患者因為有機會享受到高品質的中醫治療，重拾健康人生。

◎肥胖為疾病的根源

在每天大排長龍的求診患者當中，哪種疾病的病患最多？其實可能因季節不同而有不同，但可以肯定的是，八成以上都與肥胖有關。

以往民眾並不會將肥胖視為病態，需要改善或治療，充其量也只是認為，太過肥胖可能會影響外型觀感，比較難找到理想的交往對象、生活不便、較易有自卑感等。不過，隨著醫學知識發展，越來越多研究顯示，八成以上的慢性疾病都與肥胖有關，許多困擾生活的痠痛小毛病，其實都是肥胖間接造成的。

衛生署公布的2012年國人十大死因當中，除了排名第一的癌症之外，包括心臟疾病、腦血管疾病、糖尿病、高血壓和腎臟病等，這些慢性疾病都與肥胖有關。這讓我想起診所創建之初，院內主要提供內科、痠痛科等醫療服務為主，十多年來每天為將近三、四百位病患看診，從數不清的臨床經驗中發現，有不少內科疾病以及痠痛問題，都與肥胖脫不了關係。

舉例來說，有些內科患者月經不順、經期不來、多囊性卵巢症、無法生育或易流產，有些患者容易心悸、胸悶、心臟無力、經常頭暈、頭痛、精神不濟、疲倦，有些患者罹患高血壓、有血糖問題、身體容易水腫，這些症狀其實都與體重過重有關。這些患者無論吃什麼藥，如果體重不減輕，老毛病最後還是會再犯，再多的治療也只是治標不能治本。

又例如，有些痠痛科患者經常喊腰痛、坐骨神經痛、腳麻痺、膝蓋痠痛、頸椎僵硬、手麻、背痛，也都與體重過重有關。即使痠痛治療後好轉了，往往又因為體重過重，壓迫到骨骼神經，沒多久又復發，不僅患者苦不堪言，醫師也搖頭無奈。

而中醫一向強調治療要從根源做改善，因此無論是內科或是痠痛科的疾病，只要與體重過重相關，除了必要的治療之外，也必須從減重來著手。只有體重過重的問題改善了，這些症狀帶來的困擾才會迎刃而解，如此才稱得上是真正為患者健康著想的治療方式。

◎你真的需要減重嗎？

不久前有一則關於體重的新聞，相當耐人尋味！

我國行政院國民健康局透過電話訪問了全台22920名18～64歲的民眾，然後實際計算了每人的BMI值，也就是身體質量指數，計算公式為體重（公斤）÷身高（公尺）的平方。

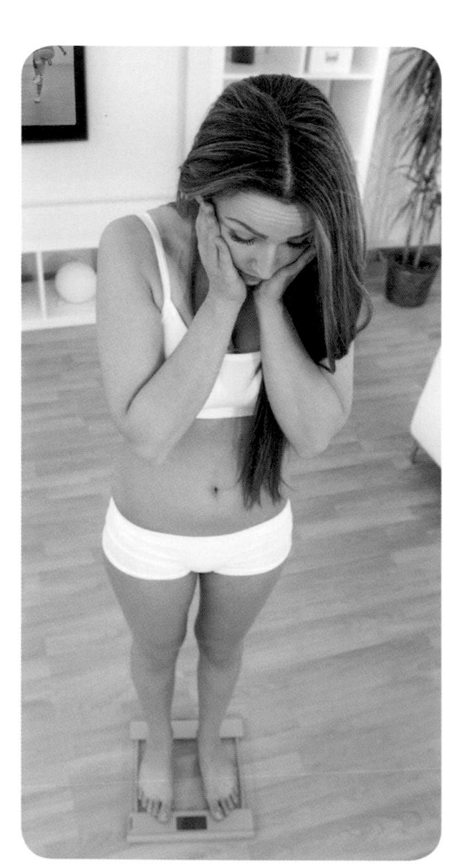

調查結果發現，有12084人的BMI值為「正常」，佔了52.72%，差不多是一半再多一些；而BMI值「過輕」者只有1387人，佔了6.05%；剩下的人屬於BMI值「過重」及「肥胖」，分別各有5204人和3166人，比例各佔了22.7%及13.8%，顯示將近半數的受訪者都有體重過重或肥胖的問題。

然而，當這些受訪民眾被問到「是否認為自己的體重正常？」時，卻出現意想不到的回答。在體位「正常」的民眾當中，有44.1%的人覺得自己身材偏胖或偏瘦，其中自覺偏胖的居多，比例高達31.6%，而自覺偏瘦的則有12.5%。有意思的是，在體重「過輕」的民眾當中，竟也有39.4%自認體型適中，甚至有3.9%還覺得自己偏胖。至於在體位「過重」及「肥胖」的民眾當中，卻有21.3%自認體型適中，還有0.4%認為自己偏瘦，這無疑就是自我感覺太良好，不僅徹底誤判了自己的體型，還間接影響到罹患慢性疾病的風險。

從這個報導可以看出，許多愛美人士崇尚名模身材宛如紙片人般纖瘦，陷入越瘦越美的錯誤觀念中，明明BMI值正常卻還是不滿意，拚命想減肥。另一方面，過重或肥胖的民眾也有超過2成以上，卻絲毫不以為意，飲食毫不節制，完全沒有意識到自己就是罹患代謝疾病的高風險群，使得死亡率高出一般人好幾倍，未來健康堪憂。

顯然，國人的減重觀念相當不健康，真的需要改變。中醫減重療法從體質調養，重視身體健康，避免產生副作用，可以改變一般人對減重總是難逃受罪的誤解。

◎發展結合穴位埋線的中醫減重法

回想起當時診所開始提供減重治療的緣起，除了經由無數臨床經驗累積發現，許多內科及痠痛科疾病都與肥胖有關，要治療這些病源，就必須從減重開始著手之外，在每天來看診的眾多患者當中，有不少女性本身就有肥胖的困擾。

這些女患者不乏在診所看了四、五年的病，都已經非常熟悉，當然對診所醫德及醫術也非常信任，對這些交情深厚的老患者的長期痛苦也能夠感同身受。雖然當時中醫學界並無發展減重治療的項目，但還是毅然接下老患者的請託，積極博覽中醫學理，加上每天患者為數眾多，在短時間內就累積了許多臨床經驗，研發出結合穴位埋線、中藥配方以及飲食調理的理想減重方式，讓患者瘦出美麗，也瘦出健康。

常（長）榮中醫診所第一位接受減重治療的病患，是來自新北市鶯歌一位

30多歲的張媽媽。張媽媽也是診所多年的老病患，在一次看診時，傷心地抱怨起國小二年級的兒子突然要求她不要再到學校出現，理由竟然是因為同學寫字條嘲笑他說：「你媽媽是豬」，讓兒子感覺很丟臉。張媽媽傷心之餘下定決心要減肥，拜託我助她一臂之力。

張媽媽接受常（長）榮中醫的減重療程後，體重共減了16公斤，身型有了巨大的轉變，走在路上，熟識的街坊鄰居或是菜市場的小販都大呼驚奇，忍不住偷偷詢問張媽媽減重的秘訣，當然張媽媽也大方分享心得，更前前後後又介紹了將近50位親友來常（長）榮中醫接受減重療程，這讓我深感欣慰，苦心鑽研的減重療法真正幫助了需要幫助的人，心血沒有白費。

2 瘦下來，讓人變美變自信

◎瘦不瘦，真的有關係

演藝圈的生存條件真的好嚴苛，要有很強的心臟！有許多演藝人員都是病患，每每想到他們工作的辛勞，我在協助他們診治時就會先幫他們調整身體。以下幾個演藝圈曾被媒體報導的案例更顯出他們的辛苦。

天后張小姐近來頗受身材問題困擾。去年開始，媒體報導張小姐疑似和在酒吧工作的男友感情升溫，吃得特別營養，以致身材「幸福肥」，一副回不去的趨勢，網路還出現一些戲謔用語。連小牌歌手都拿她的身材走山當作演場會的「宣傳文宣」，歌壇二姐江蕙還為此大動肝火，引起各界關注，歌迷紛紛在網路上留言，希望天后別再胖下去了，讓她承受極大壓力。

不過，在短短一個月內，張小姐出席大陸一場公開活動，露出一雙筷子腿，臉頰明顯消風，目測粗估瘦了5公斤，成果令人驚艷。據傳，瘦身有成的張小姐藉由中醫減重，配合打拳擊、騎腳踏車等運動，飲食則以海鮮輕食為主，同時調整生活作息，每天早上喝黑咖啡，終於成功抗腫，重新恢復歌迷心目中的天后形象。

日本女星深田小姐也是易胖體質，多年來身材總是像氣球忽胖忽瘦。去年為了出版30歲紀念寫真集，靠著飲食控制，終於如願瘦下來，順利拍攝出理想的作品。

而身高169公分，體重一度重達58公斤的韓國人氣女星尹小姐，雖然臉圓圓的很可愛，但為了戲路不受身材限制，決心擺脫肥胖糾纏，也是靠著飲食控制瘦下來，順利接到好幾部新戲約。

港姐出身的香港女星苟小姐曾與天王郭先生傳出緋聞，得到「新城嫂」封號，讓她的曝光度與知名度一度飆漲，活動代言不斷，但卻隨著體重直線上升，被港媒戲稱為「苟胖」，她所屬的無線電視台因此不得不命令她閉關減重。而由她代言的瘦身公司更緊急將她所拍的廣告下架，另覓新人替代，損失慘重。

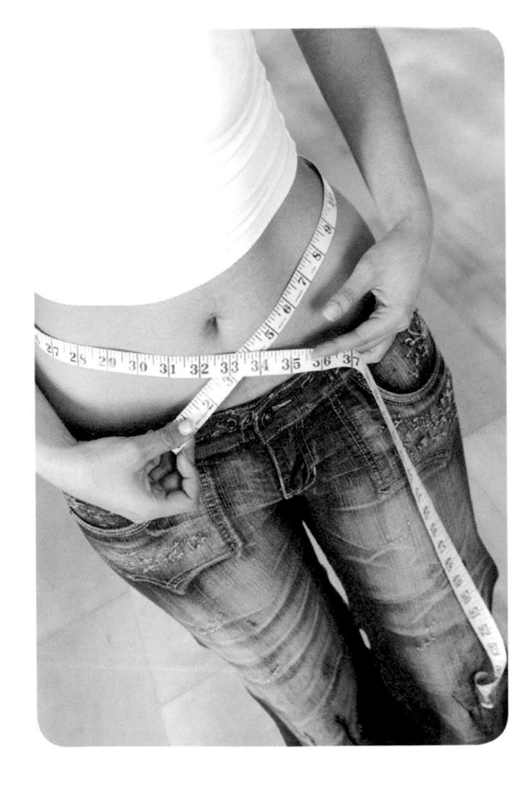

雖然說公眾人物的身材總是容易被拿來用放大鏡檢視，但顯然順利瘦下來的藝人，事業大多扶搖直上，再度獲得廣大支持，而身材走山的藝人，不僅形象毀了，連工作機會也跟著失去。在注重身材外型的演藝圈，瘦與不

瘦，處境天差地遠，瘦不瘦，真的有關係！

◎成功瘦身，擁抱美好人生

瘦下來的好處，即使不是身為藝人或公眾人物，都可以輕易感受到。瘦下來，能讓外表看起來一下子變年輕好幾歲，怎麼穿著打扮都漂亮時髦，但一胖起來，只能穿上寬鬆的衣服來東遮西掩，很難好看。瘦身除了讓人變美，也讓人變得更有自信、更健康，勇敢追求自己的幸福人生。

桃園楊梅一位在療養院工作的護士李小姐，雖然年過30，卻因為身材肥胖，從沒交過男朋友，即使遇到心儀的對象，也缺乏勇氣追求。為了自己將來的幸福，她決定接受中醫減重療程，認真減肥，前後體重減了20公斤。想不到瘦身後立刻傳來好消息，她結識了理想的對象，半年後就要結婚，如今已是幸福人妻。

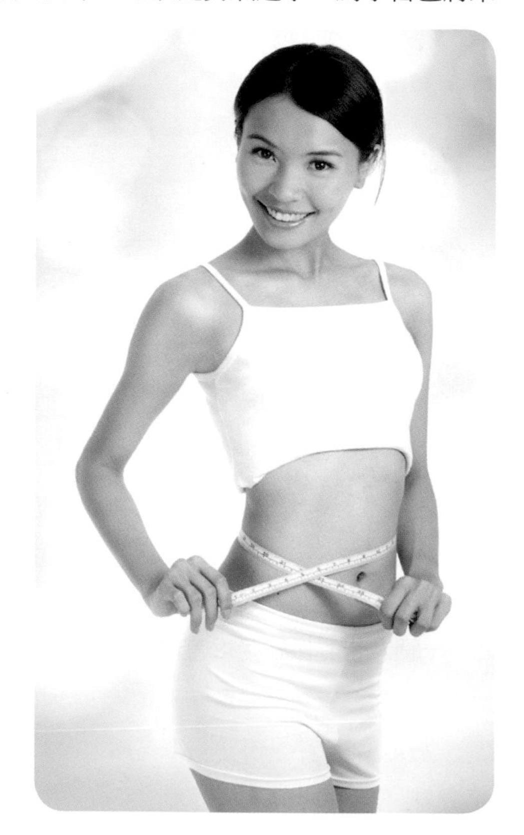

北市一名陳小姐，頂著高學歷的光環，卻因為身材肥胖求職無門，應徵十個工作，十個都被打槍，只好暫時讓父母供養，成為一名非自願的啃老族，這使她一度失去自信，懷疑自己是個沒用的人。為了扭轉頹勢，陳小姐積極接受中醫減重治療，憑著無比毅力，短時間內就減了10多公斤。

成功瘦下來的陳小姐又重新鼓起勇氣投遞履歷，結果應徵十個工作很快就收到六個錄取通知，喜出望外之餘也讓她訝異，瘦與胖的境遇差距竟然如此之大，不禁感嘆現在的老闆真的很現實，要先看到你的身材，才會深入看你的內在。如今陳小姐終於逆轉勝，擺脫啃老族的惡名，如願成為一個快樂的上班族。

桃園一位48歲的花媽媽，因為身材肥胖，只能上大尺碼店買衣服，可是隨便一件不怎麼好看的衣服就要花上二、三千元，讓她心理相當不平衡。為了讓自己能穿上漂亮衣服，花媽媽接受中醫減重療程治療，成功減了30多公斤。她表示，成功瘦下來之後可以買「Lubinton」（路邊攤）的衣服，只花二、三百元就可以穿得超美麗超漂亮。雖然花媽已年屆48歲，現在的她，對外表充滿自信，打扮愈來愈妖嬌美麗。

◎胖到生病，減重重拾健康

現在衛教管道多元化，民眾很輕易就能得到各種健康保健的訊息。愈來愈多人都了解到，體重過重及肥胖不只影響自己給人的外在觀感，容易給人精神不濟、貪吃、缺乏自制力等不良印象，其實，身體重量過大，也會成為體內各器官以及骨骼肌肉的沈重負擔，增加各種慢性病及痠痛的發生風險，這也是為什麼國民健康局近年來積極推廣體重健康管理的最主要原因。

肥胖的人身體代謝能力差，各式各樣的疾病都會不請自來！目前至少歸納出12種疾病和肥胖相關，諸如高血脂、高血壓、腦中風、心臟病、睡眠呼吸終止症、痛風、糖尿病、退化性關節炎、膽結石、癌症、脂肪肝及不孕症等，而一旦罹患這些疾病，大部分都被西醫視為治癒困難的痼疾。不過醫學研究也指出，一般人若能做好體重管理，就能預防這些難治之症發生；若已經罹患這些疾病，只要患者做好體重管理，就能有助於控制病情，避免惡化，甚至可能重拾與一般人無異的良好生活品質。

有一位每星期都要遠道從台東來看診的周小姐，因為經常腰痛及膝蓋痠

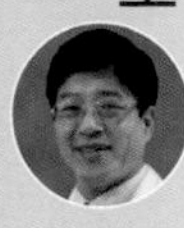

痛，往返當地醫院，老是被醫師逼迫要減重，否則過胖的身材長期壓迫膝蓋，膝蓋遲早會出問題。但周小姐試過了各種控制飲食的方法，減重卻都不成功，後來經親友介紹到我的中醫診所接受減重療程，前後共減了12公斤，不僅膝蓋及腰痛的老毛病都見好轉，人也變美了。

台北萬華一位60多歲的曾阿姨，因罹患乳癌正在接受化療，沒想到癌症不幸又轉移到肝臟，身材肥胖的她前來診所問我，正在接受化療的癌友可否減重？我信心十足地告訴她，中醫減重同時會協助調理身體的機能，當然可以很健康且沒有負擔的瘦下來。

曾阿姨在接受中醫減重的同時，也服用改善肝功能的中藥，前後共減了18公斤。而且後來每三個月追蹤一次肝癌病況，醫師驚訝地發現，她原本在肝臟的癌細胞竟然都消失不見了，至今追蹤了四次，癌細胞仍然沒有復發跡象。如今曾阿姨每天感覺像沒有得病的人一樣充滿活力，心情十分愉快，還經常幫女兒帶孫子，享受天倫之樂。

◎中醫減重備受各界肯定

現在人談到醫學，大多先想到西醫。西洋醫學研究發展一日千里，確實為人類解開各種疾病的謎團，更進一步找出積極有效的治癒方法，但也同時動搖了在各國各地區發展歷史悠久的傳統醫學在醫學上的地位。

然而不可否認的是，以往被認為欠缺科學根據的傳統醫學，也逐漸被證實其有所本，符合科學精神，西醫研究遭遇瓶頸時，甚至向中醫等傳統醫學取經，試圖開創出新的研究途徑，解決困境。如今中醫預防醫學及全人治療的概念，又逐漸重新深植人心，獲得肯定，連深刻信仰西醫科學的專業人士及外國人，都認同中醫減重的理念。

一位在日本經營知名拉麵連鎖店的川口老闆，體重將近100公斤，體型驚人，而且長年飽受高血糖問題的困擾。在來台灣出差時，經友人介紹來到我的診所接受中醫減重療程，每次來台看診就拿三個月份的中藥認真服用，後來成功減掉了將近20公斤的體重，整個人瘦了一圈，感覺身體變輕鬆了，工作起來特別帶勁。

更意外的是，川口老闆長年的高血糖竟然也神奇的降低了，後來告知日本當地的檢查醫師是靠中藥減重療程協助才辦到的，令所有醫師都嘖嘖稱奇。二年後川口老闆還特別將員工旅遊安排到台灣來，一次帶了六、七名同樣有肥胖困擾的員工來看診，希望一起享受中醫減重的神奇療效。現在每三個月就有許多日本朋友飛過來台灣看診。每次都會幫我帶來可愛有趣的日本小禮物，真的讓我很開心。後來才知道他們也在日本媒體網路幫我大大推薦。原來台灣中醫師在日本也有不小的名氣呢。

還有一名被診斷出罹患多囊性卵巢症、體型壯碩的護士吳小姐，懷疑自己可能因此導致不孕，無緣生育子女，遲遲不敢結婚。後來聽說中醫減重可使月經順暢，提高懷孕機率，於是前來診所接受中醫減重療程。吳小姐前後成功減了18公斤，瘦下來的她恢復結婚的自信，順利結婚後還生了兩個小孩。吳小姐說，雖然自己身為護士，學的是西醫，但中醫的療效卻讓她獲益良多，深感佩服。

中醫減重不僅僅是體重控制，更能針對個人體質來調整，也因此，民眾在選擇中醫師時要注意，一位用心的中醫師不會用相同的藥給所有的患者，而是需要配合不同的狀況來做調整，如此，才能讓患者健康又減重。

3 減重問題面面觀

◎不吃澱粉就能瘦？吃肉減肥法瘦不久

在演藝時尚界推波助瀾，以及衛生健康單位積極鼓吹下，減重似乎成了全民運動，不管身材標不標準，幾乎都想過要減肥。雖然減重能變美，還可以帶來健康，但問題卻出在民眾減重方式普遍不健康，觀念不正確，以致瘦出病來，或是瘦了又復胖，體重像溜溜球般上上下下起伏的人到處都是，還無奈感嘆，減重真困難。

減重只要用對方法，觀念正確，其實一點都不難。盲目追隨沒有醫學根據的減肥方式，當然達不到真正瘦身的目標，就算瘦得下來，往往也是曇花一現。近年來國內外名人間盛行的吃肉減肥法，就是一個典型的負面例子。

所謂「吃肉減肥法」，源自於美國羅伯特．阿金斯提出的「阿金斯食譜」（Atkins' diet）。阿金斯對肥胖者進行為期6個月的實驗發現，體重平均可下降12公斤，短期減重成效確實比傳統「限制熱量、低脂」的飲食減肥法來得好，但卻從未進行長期的減肥效果與副作用評估。更諷刺的是，據傳阿金斯死時體重過重，高達117公斤，且罹患心臟病和高血壓等肥胖疾病。

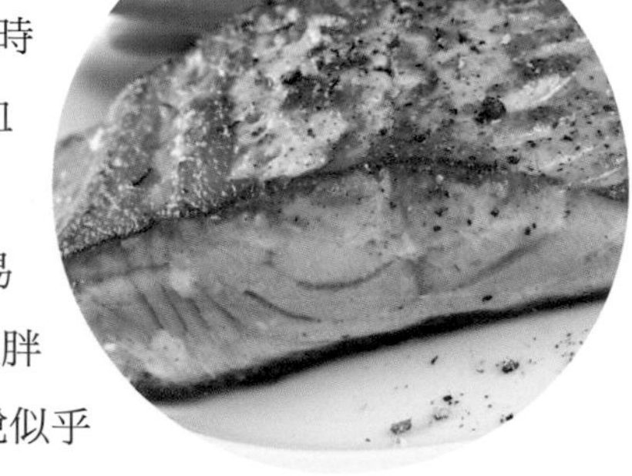

由於「吃肉減肥法」以肉為主食，不容易產生飢餓感，還能滿足口腹之慾，確實能讓肥胖者在短時間內減去體重，對於節食減肥者來說似乎

很有吸引力。但實際上，這個方法很容易讓人吃肉吃到膩，想放棄減肥。通常約吃了一星期，減重者就會覺得頭暈、精神不佳、燥熱，出現尿液酸臭等酮酸中毒現象。

這是因為吃過多的肉類，攝取過量的蛋白質、膽固醇、飽和脂肪和普林之故。高蛋白飲食會增加腎臟負擔，使腎功能不佳者症狀加速惡化，也會促進鈣質流失，加速骨質疏鬆的危險，對女性健康尤其不利。而肉類攝取過量也容易增加腎結石、酸中毒、體液流失及離子不均衡等危險。

一般高蛋白食物所含普林量偏高，經人體代謝後會增加尿酸濃度，誘發痛風發作。而高膽固醇及飽及脂肪飲食恐增加血液膽固醇，以及低密度壞的膽固醇濃度，容易引起血管動脈硬化，增加心血管疾病的發生機率。若減重者同時減少吃蔬菜、水果，長期高油脂低纖維的飲食方式，則會增加罹患癌症的危險。

這麼不健康的減肥法，你還敢嘗試嗎？

◎線埋愈多瘦愈多？找有經驗的中醫師最重要

中醫埋線減重的醫療方式，源於中醫針灸的原理，佐以穴位埋線，而成為一種安全減重的技術，我在參考中醫前輩的這項醫療模式後，經過不斷的研發改良及試驗，最後運用在減重患者身上，事實上也真的讓這項多年來的中醫技能在更多診治上的運用。臨床上也讓更多人見證了這項技術對於減重的完美成果。但也因為這項診療技術有效，頓時聲名鵲起，致使許多中醫院群起效尤，但在技術不到位及用藥品質粗劣的情況下，使得埋線減重醫療糾紛時有耳聞。因此，埋線需要很多的經驗累積，就醫前千萬要小心謹慎。

有個令人擔心的例子，一名42歲婦人因為體型肥胖，看到住家附近的中醫診所埋線減重廣告十分心動，花了上萬元購買埋線減肥包套療程，每次中醫師幫她扎22～30針，15個月下來共被扎了1500針，埋了約1500條羊腸線。體重雖

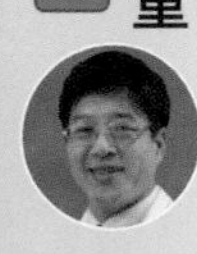

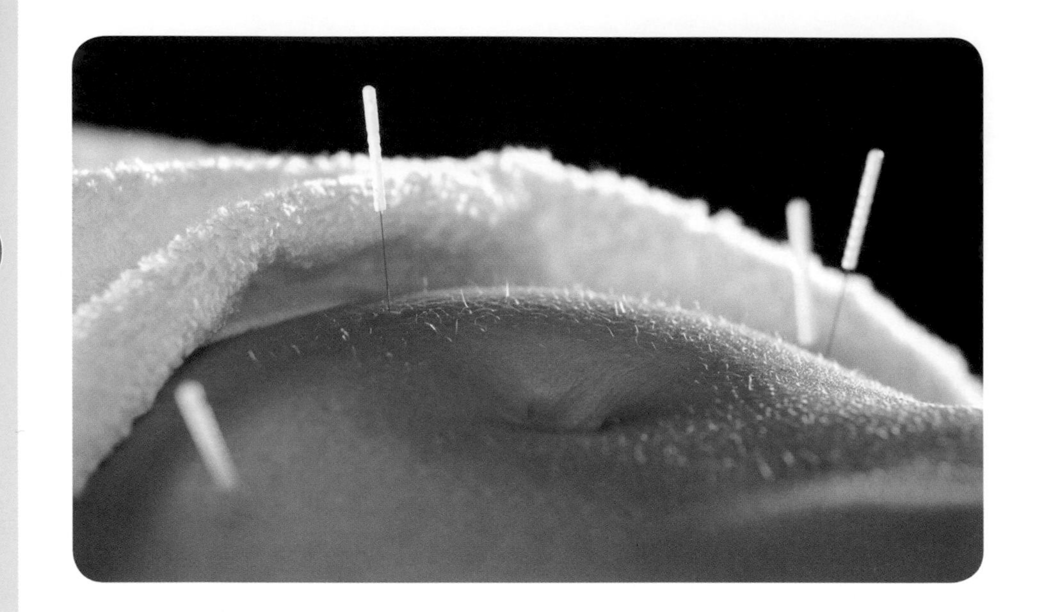

然從88公斤減到75公斤，但左大腿埋線處出現紅腫硬塊，中醫師解釋是「針在體內起作用」，仍持續在她身上埋線。

結果接下來的埋線處全都陸續出現紅腫疼痛，婦人忍痛到西醫檢查，竟發現患部感染，挨了33刀才將化膿傷口全部引流，且其中一個傷口還疑似感染金黃色葡萄球菌，引發蜂窩性組織炎，必須住院治療，讓自己經營的早餐店不得不停業2個多月，損失慘重。

為了減重，患者誤以為針數越多越好？其實是不對的。許多缺乏醫德的診所利用促銷方式，鼓勵患者提高埋線數量，讓患者以為埋線愈多，就能瘦愈多、瘦愈快，但事實並非如此。不少民眾誤信此論點，在打電話至坊間診所諮詢時，重點在於比較針數及價格划不划算，完全不關心更重要的醫術以及療程內容等細節問題，難怪這類醫療糾紛屢見不鮮。

目前坊間常聽說部分診所埋線從30、50針起跳，甚至多達上百針，推出價格優惠促銷，吸引民眾上門。若為正常診治，理想埋線數量建議應一次8～20針左右，數量適中才能達到理想減重療效，若針數要增加，則必須依據患者體質狀況加以審慎評估，才能進行。如果診所一味鼓勵病患「多扎針、多埋線」，就能「瘦愈快」，這時，你就要小心了，避免落入不肖醫療業者的陷阱。此外，醫師經驗真的太重要了，要有很好的感染管控技術，加上醫師一定要能正確的施行埋線。很多學生都會來我的診所學習，我總是勸他們細心，正確的埋線技術太重要了，但這也是許多醫師沒有注意到的，未來必須要加強教育。

◎中藥麻黃是減肥良方？正確使用才是正道

要減重的民眾不可不知，麻黃鹼與一般中醫使用的麻黃並不同。西醫使用的麻黃鹼多透過人工提煉製成，雖然具有療效，副作用卻有危險性，因此必須在嚴格處方限制下才能使用，冒然使用，極容易對身體造成傷害。

中藥麻黃是天然而非化學合成的，在中華藥典裡確有記載其功效，中醫師也可以合法開立處方，常調製成「麻黃湯」及「黃杏甘石湯」，對感冒及乾咳具有不錯的療效。不過，由於服用麻黃會導致交感神經興奮及降低食慾，因而常用於減肥，副作用為失眠、睡不好。因此，患者需在中醫師診察評估後，開立處方，在安全劑量範圍下，才可服用。

對於有些人想藉由大量服用中藥麻黃來提高身體代謝速率，增強減肥功效，殊不知，過量及長久使用都會留下心悸副作用，引起心臟功能減退、身體變虛的後遺症，加上減重並非麻黃主要的治療用途，因此不宜拿來做長期減重的處方。

但由於非中醫領域的人員對於西醫的麻黃鹼跟中藥麻黃經常造成誤置。要知道中藥麻黃確實是中醫師常用的處方之一，並非所謂的禁藥。但中醫也應該要正確的使用中藥麻黃，不要過量使用或一味用在減重治療上，經常性且大量使用確實對患

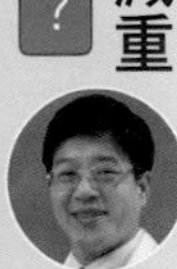

者不好。我們都相信中醫師的專業，未來也希望不要再把中藥麻黃當作禁藥來歸納，這對中藥麻黃也是不好的，畢竟這味藥也治療過很多患者，更不要因為有新聞性媒體就隨便報導，讓中醫師被誤會。

4 將中醫穴位埋線減重發揚光大

◎中醫減重的三大步驟

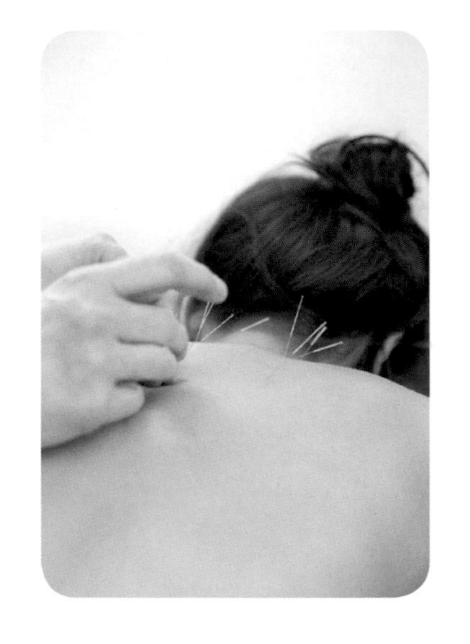

減肥如今已成為全民運動，雖然國人普遍都了解，運動搭配均衡飲食控制，才是瘦身最健康的方式，然而現代人工作忙碌，嚴重排擠到運動時間，久而久之就無法養成運動習慣，加上三餐老是在外，且用餐時間不規律，要貫徹均衡飲食，難度相當高，若沒有很大的決心和毅力自我要求，想要瘦下來，相當不簡單。

所幸如今借助醫學、藥物及抽脂手術的方式，也能達到瘦身減重的目標，然而若以為從此就可以放心大吃，毫不忌口，又不需要辛苦地運動，就能維持好身材，這可是大錯特錯。畢竟靠著外力幫忙減重，只是提高瘦身效率，最後還是要回歸到運動及飲食控制上，才能瘦得健康，瘦得長久又不復胖。

第一步：利用中藥及營養品調整體質

依據中醫辨證論證的學理來看，一般肥胖症可分為四種類型體質，分別為脾虛濕阻型、胃熱濕阻型、肝氣鬱結型及脾腎陽虛型。中醫減重將依據肥胖患者的體質加以區分，再以中藥、營養品及食療法對症下藥，體質調理好了，體內新陳代謝的效率就會提高，瘦身的效率也跟著提高，體重就能控制在理想的範圍中。

第二步：配合穴位雕塑體型

中醫穴位埋線法是從針灸延伸發展而來，有疏通經絡，調和陰陽氣血的作用，進而達到調整身體機能，療癒疾病的目的。由於穴位埋線也有加強局部氣血循環，促進局部脂肪分解的功效，因此也能用來消除水腫，雕塑局部身材曲線。一般來說，在不同的穴位埋線會產生不同的療效，例如足三里可促進新陳代謝，陰陵泉可消除水腫，氣海、關元消除腹部贅肉。只要善用這些穴位，都能達到理想的瘦身效果。

第三步：控制飲食習慣

飲食控制終究還是長久維持瘦身效果的不二法門，對正在減重以及減重有成的人來說，正確的飲食觀念比什麼都來得重要。

例如，早午餐可正常飲食，但晚餐必須在睡前6小時前進食。晚餐菜色應避免油脂類及澱粉食物，可選擇魚蛋豆類等蛋白質食物。搭配水煮冬粉、燙青菜、蔬菜湯、紫菜湯及低甜度的水果等，至於豬、牛、羊等紅肉類，則可偶爾吃。

若晚餐選擇煮火鍋，應以清湯鍋底為佳，不要喝高湯。平時飲料可選擇黑咖啡、無糖豆漿、茶或水，避免喝糖分高的飲料，以及奶製

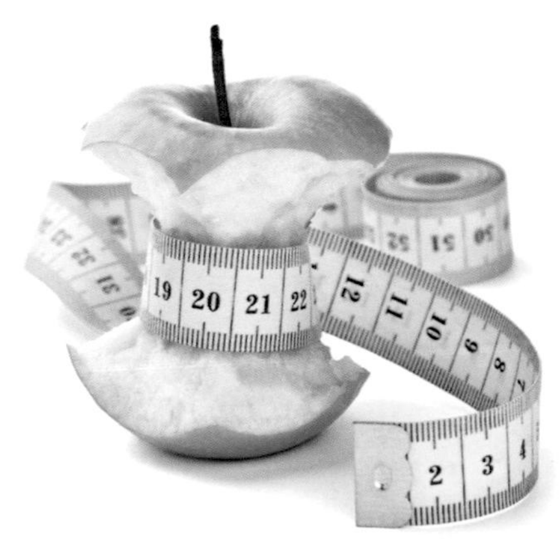

品。早午餐可選擇全麥麵包、御飯團等澱粉類食物，但晚餐就要避免。

◎穴位埋線的發展及改良

穴位埋線是中醫晚近才發展出來的一種治療技術，由於效果卓著，很快就受到廣大注目，而運用在各種病症治療上。如今中醫穴位埋線已成熟應用在身材雕塑上，成為國人熟知及肯定的理想減重方式。

追溯其發展根源，可發現中醫穴位埋線最早起源自中國大陸。由於當時人們發現，羊腸線埋入皮下，在人體分解吸收的過程中會產生發炎刺激作用，若埋在穴位上，其刺激穴位的效果與針灸等中醫物理刺激穴位的治療方式十分相似。只不過，針灸刺激穴位的效果只及於扎針這段期間，一旦拔針後，刺激將立即消失。反觀羊腸線埋入穴位後，人體完全吸收分解大約需7～10天，分解過程中產生的穴位刺激效果同樣可以維持7～10天，其形成的療效自然勝過針灸等其他物理刺激穴位的治療方式。

然而，中醫穴位埋線發展初期，器械及技術尚未純熟，主要以手術刀在穴位上造出傷口來埋入羊腸線，容易引起感染風險。後來發展出以西醫打脊髓的穿刺針作為埋線工具，但穿刺針又粗又長，當時使用的羊腸線也比現在使用的來得長，往往病患一見到就嚇出一身冷汗，而拒絕接受治療。即使勉強接受治療，但因為穿刺針帶來的疼痛實在難以忍受，病患唉聲震天，屢屢驚動當地公安到場關切，引起不必要的騷動。

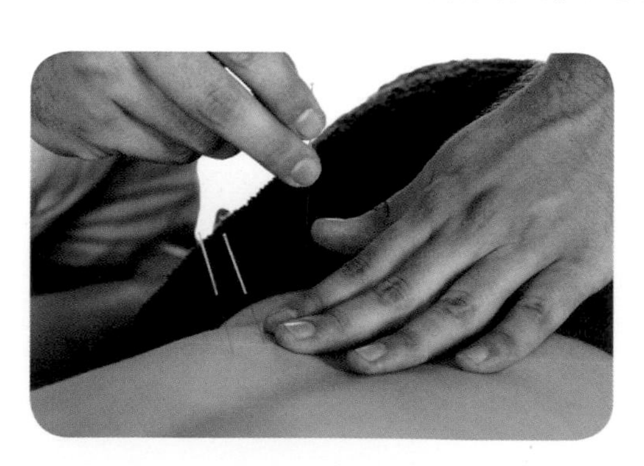

自從台灣引進穴位埋線後，首先將埋線工具改以較小的21、22、24號的注射用針代替，羊腸線也改用2、3、4圈的款式。因為注射用針造出的傷口相當細小，

引起的疼痛也只像平常打針一般，患者接受度普遍提高許多，因此，中醫穴位埋線的治療方式很快就在台灣扎根，往全台各地擴展開來。

◎常（長）榮中醫發揚穴位埋線

常（長）榮中醫在多位醫師用心經營之下，在中醫界默默耕耘長達19年，從中和單一診所，到台北吉林路第二分院，如今已擴展為由15位技術精進的中醫師所組成的專業團隊，成為每天每個診所平均為多達三百到五百名上下的患者提供最佳醫療服務的中醫診療集團，同時累積無數臨床經驗，研發出更符合國人健康需求的治療方式，在2014年上半年，桃園分院成為常（長）榮中醫為服務更多願意等看診等到半夜的病患的第三診院，我堅信，多一個服務據點，不只能服務更多的病患，也是常（長）榮中醫長期以來為提升醫療服務品質鍥而不捨的追求。

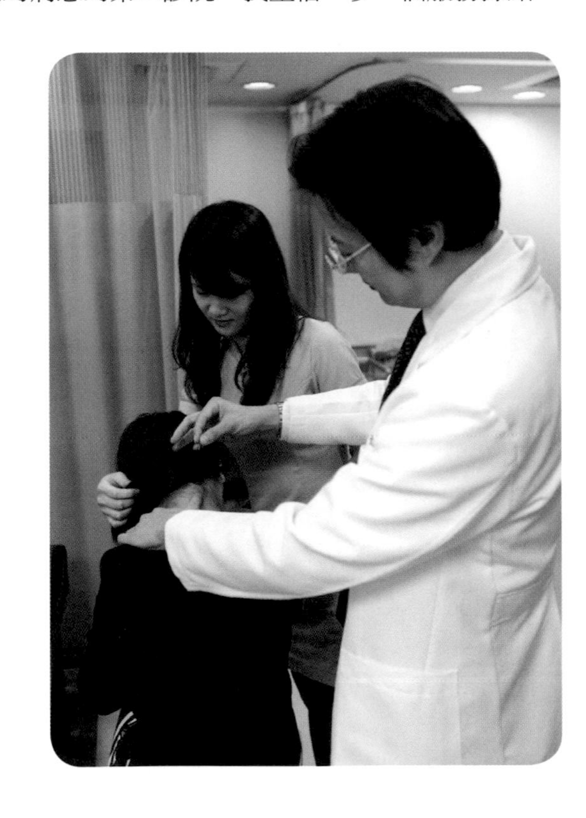

常（長）榮中醫在八、九年前就發現中醫穴位埋線的卓越療效，開始提供相關的治療服務，並加以發揚光大，經由豐富的臨床經驗不斷加以改良，成熟應用在減重治療上。另外，研究團隊嘗試將中醫穴位埋線，搭配個人獨到的減重中藥配方，加上減重者自我飲食結構的調整，成功幫助許多體重過

重的患者，改善因體重控制不良所造成各種身體疾病的困擾。

由於中醫穴位埋線能通過刺激人體穴位，促進經氣運行。接受穴位埋線，就像在進行「靜態的有氧運動」，肌肉產生收縮振動，提高新陳代謝效率，人體內堆積的脂肪因而轉化為熱能，以代謝產物加速排出體外。

另外，中醫穴位埋線也能同時作用於人的胃體及人腦外側的飽覺中樞，使人產生飽足感，進而降低食慾，從根本解決一般人難以克制食慾，造成熱量攝取過多或吸收過量的問題。

近年來，西醫在減重治療上，發展出許多「雞尾酒療法」，以對抗各種頑強的肥胖。以此觀之，其實中醫才是減重「雞尾酒療法」的鼻祖，因為中醫治病講求辨證論治的原理，而中藥配方則遵循自古相傳「君、臣、佐、使」的原則，靈活應用於各種疾病的治療上。

中醫減重治療最大的優勢在於能徹底根除肥胖源頭，透過改變肥胖體質、增加代謝、抑制食慾的機轉，配合針灸、飲食、運動及穴位按摩等多種治療方式，達到長久減重不復胖的目標。

經由中醫雞尾酒式的減重療法及穴位埋線若減輕了3公斤，外表看起來卻像是減輕了5公斤，體重瘦了5公斤，整個人看起來就像瘦了8公斤，雕塑身材的效果特別好，體質氣色都連帶提昇了。中醫減重療法可說是真正為世人健康著想的治療方式。

肥胖如今已成為全球文明國家人民健康的頭號敵人，而以往減重市場的重心幾乎都在西醫，自從常（長）榮中醫將穴位埋線、中藥配方、飲食控制的雞尾酒式療法加以發揚光大後，中醫減重的名聲開始有了口碑，慕名前來的患者，從全台各地，甚至國外蜂擁而至，因而引起媒體關注，爭相採訪報導，也因此，中醫終於在減重市場中有了舉足輕重的地位。

由於常（長）榮中醫穴位埋線被媒體廣泛報導之後，引起其他中醫診所的注意，據說曾有中醫師本人或拜託親友偽裝成患者，前來求治，趁機學習技巧，也有些診所專程派中醫師前來學習。中醫師研習會、肥胖醫學會及老人醫學會等單位也經常邀請本院駐診醫師演講，為會員及大眾介紹中醫穴位埋線的發展及優勢。

至今，中醫穴位埋線已經成為受到廣大民眾肯定的減重治療項目。

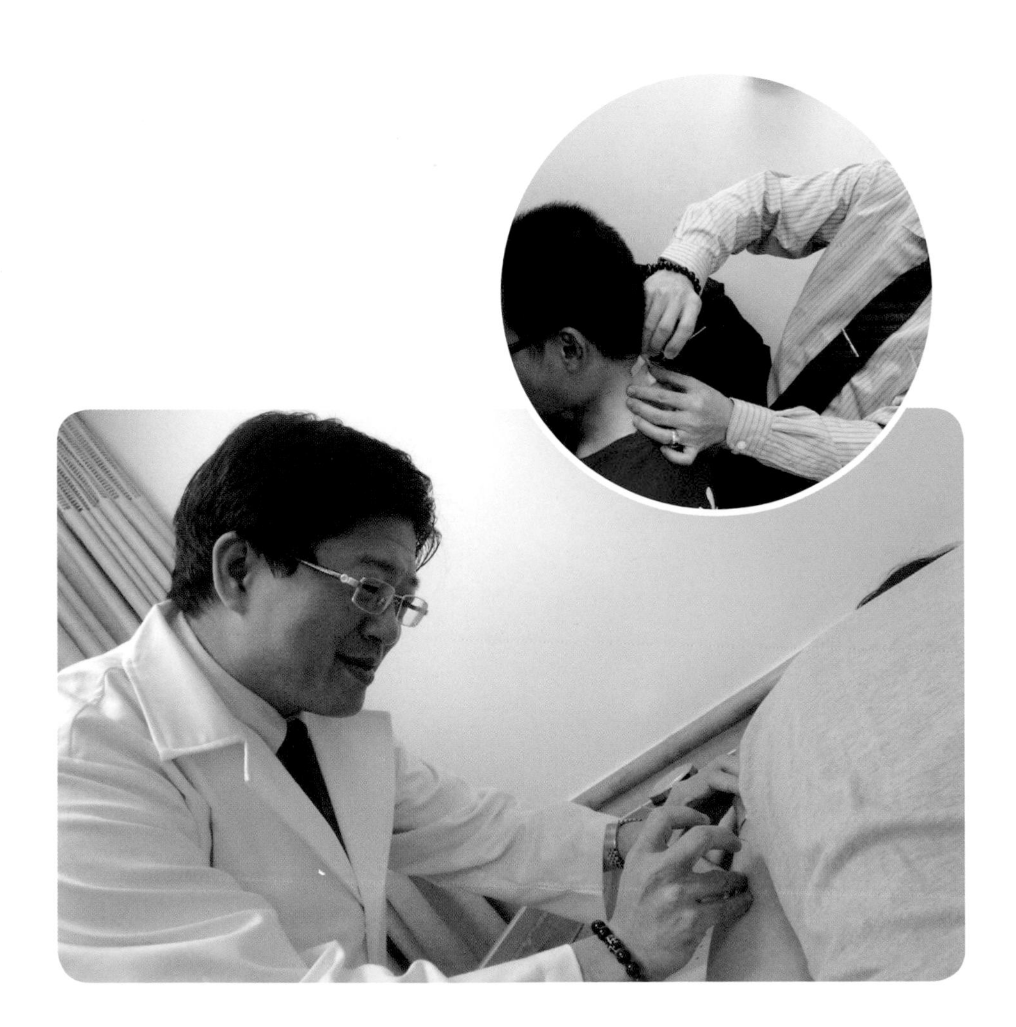

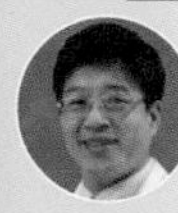

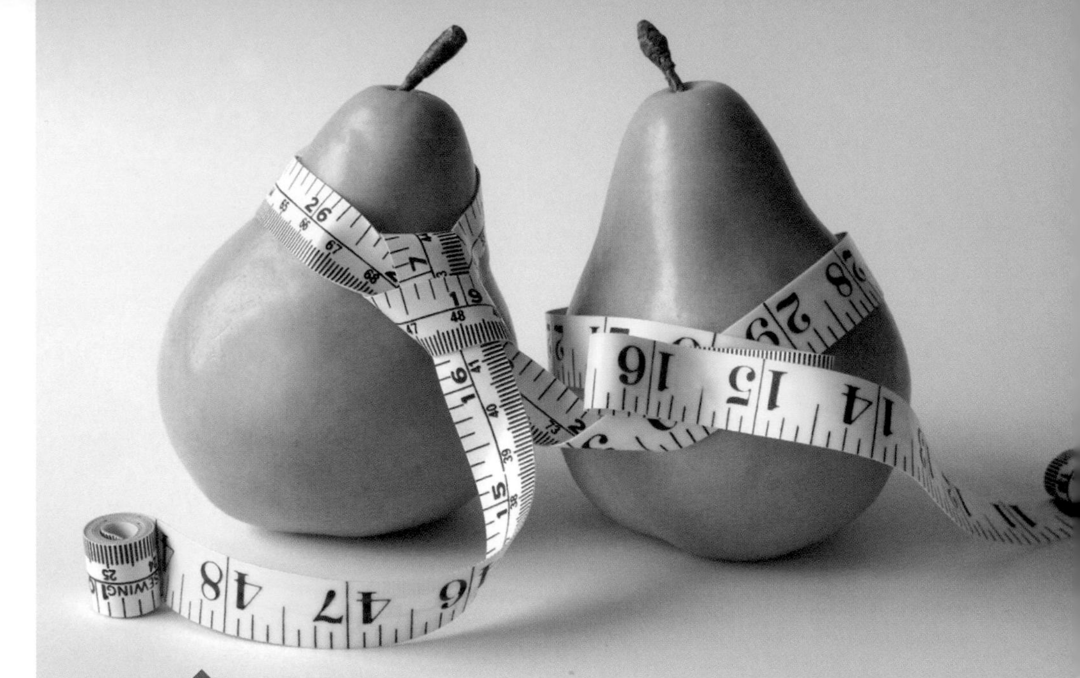

第2章 減重失敗，你做錯了什麼？

1 肥胖，各種疾病不請自來

◎為什麼會變胖？

「最近怎麼變胖了唷？」、「最近吃很好哦？」這些聽起來像似關心的問候，總是讓人感覺語中帶刺，讓人覺得不太舒服。一旦身材發胖，常會受到各界關愛的眼神及玩笑，雖然一開始還能一笑置之，但久而久之常覺困擾。若是針對這些被肥胖流言困擾的人做調查，相信大部分人都曾因為受到刺激，下過決心要減肥。

只不過，坊間流傳的減肥方法這麼多，往往讓人一時不知道該如何選擇。醫美抽脂瘦身手術以萬元計價，並非一般人所能負擔，加上手術也有風險；想買減肥藥，又害怕吃出問題；土法煉鋼的運動加上少吃，辛苦難熬，容易讓人放棄。

這些為肥胖所苦的人，最後總忍不住要問：為什麼我會變胖？

台灣癌症基金會公布一項最新飲食調查指出，雙薪家庭容易養出胖小孩，BMI值超出標準的比例高達七成。台灣癌症基金會副執行長蔡麗娟表示，有三成五的父母都常加班，下班時間偏晚，沒辦法幫孩子做三餐，有兩成家長認為，孩子小時候胖不是胖，容易忽略孩子體重超標問題而放任孩子飲食，再加上五成家長準備餐點只求快速方便，未重視營養均衡，而更有四成五的家長在正餐時選擇外食，這些都是養出胖小孩的主因。

肥胖的朋友是否在其中發現了自己發胖的原因？為什麼外食吃多了容易發胖？為何想吃什麼就吃什麼容易發胖？想得到答案，應從每天日常飲食攝取的營養成分談起。

一般人每天吃下的飲食當中，含有醣類、蛋白質及脂肪等營養成分。這些營養成分中提供了人體維持基礎代謝、日常生活及生長發育所需要的熱量，一旦人體攝取的熱量超過消耗的熱量，就會以脂肪的形式在體內貯存起來。

那麼，一般人一天平均需要消耗多少熱量呢？統計顯示，東方男性一天大約需要2300～2500大卡熱量，而女性則需要2000～2300大卡的熱量。人體一天需要消耗的熱量，醣類提供約50％～60％，脂肪提供約30％～35％，而蛋白質則提供15％～20％。

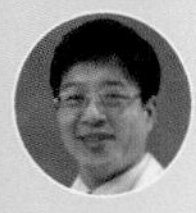

一旦人體從飲食中攝取的熱量超過一天所需，就會以脂肪的形式貯存在皮下脂肪、內臟周圍及腸子附近的大網膜等地方，這三個地方就被稱為人體的三大脂肪庫。貯存在皮下的脂肪，會使體態呈現豐腴的感覺，通常女性的皮下脂肪比男性來得肥厚，所以女性的身材曲線往往比男性更為圓潤。

貯存在內臟周圍的脂肪能發揮支撐及保護內臟的作用，可是脂肪一旦累積太多，就會壓迫到周圍器官，進而影響到內臟的正常運作功能，所以肥胖的人往往稍微活動就會上氣不接下氣，呼吸急促，喘不過氣來，這就是心肺功能受到脂肪影響所造成的結果。

至於貯存在腸子附近的大網膜，主要集中在腹腔，它能負起潤滑及支撐大腸、小腸等器官的作用，可是一旦脂肪貯存太多，就會使腹腔擴大，外觀看起來就是大肚腩，大腹便便，也就是現在大家戲稱的「大腹翁」、「大腹婆」。許多中年男性會有的啤酒肚，也是大網膜脂肪累積太多所造成的。

此外，醫學研究也發現，脂肪由脂肪細胞組成，人體約有300億個脂肪細胞，而肥胖的人脂肪細胞數量較多，大約是體型正常者的兩倍。一旦人體攝取過多熱量，就會由這些脂肪細胞貯存下來。

人的一生中，有兩個時期脂肪細胞會大量分裂，細胞數目增加，一個是在1歲到孩童期，另一個則是青春期。中年發福並非脂肪細胞數目大幅增加造成，而是脂肪細胞因貯存過多熱量而撐大所導致的結果。前面聊過的新聞提到，有許多家長認為孩子「小時候胖不是胖」，其實並不正確。如果從小肥胖，脂肪細胞的數目比一般孩童來得多，長大以後其實比一般人更容易成為肥胖一族，更要注意體重控制。

回到剛才的問題，為什麼外食吃多了容易胖？原因在於外食菜色清一色多油脂、多醬料、少蔬果、少纖維，加上許多人外食習慣搭配一杯含糖飲料，熱量攝取一下子就破表，要不胖也難。至於習慣想吃什麼就吃什麼的人為何容易發胖？主要是由於一般人多偏好口感好、口味重的食物，這些食物的成份總脫離不了高糖分、高鹽份、高油脂，如果貪圖一時口腹之慾，想吃就吃，或是只吃愛吃的食物，長久下來，自然養出肥肚腩，變身「大腹翁」、「大腹婆」。

◎怎樣才叫胖？三種方法教你判定

美國女星珍妮佛羅培茲以火辣性感的形象出道，她緊實的臀部尤其為人稱羨，讓她獲有「翹臀珍」的封號，早年更為了愛惜「生財工具」，替她的翹臀買了約台幣8億元的超高金額保險。

然而，珍妮佛在英國海德公園演出，雖然歌舞表演充滿能量，讓人驚艷，但她穿著中空裝，腰間露出鬆垮的腰內肉，隨跳舞而激烈顫動的崩壞模樣，卻相當惹人關注。許多人都驚呼難以置信，但也有不少人表示，以她44歲的年齡，又是個生過小孩的媽媽來說，還是很美！

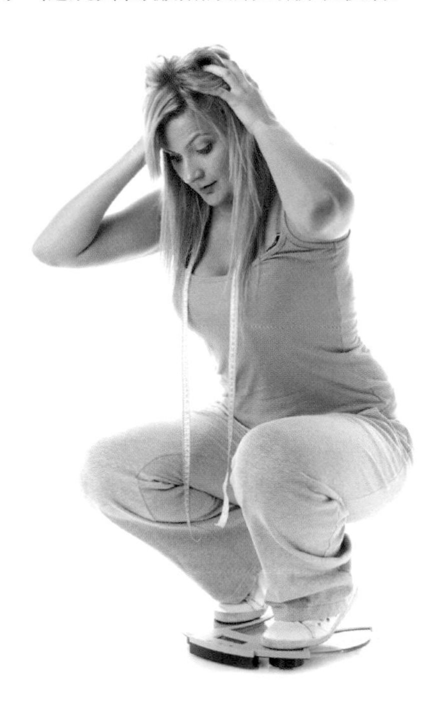

藝人身材走山最容易成為眾人茶餘飯後的話題，似乎只要人長得漂亮，肥胖也能產生美感，變得較能忍受。由此可見，大家對肥胖的認定標準往往因人而異。有些人身材肥胖，卻自以為還算標準，或明明身材中等，卻自覺太胖想減重的人也不在少數。然而到底怎樣才叫「胖」，才需要注意體重控制，值得好好介紹一下。

第一種：身體質量指數（BMI）

肥胖發生的原因簡單說，就是熱量進得多、出得少，多餘的脂肪在體內囤積，就形成了肥胖症。目前醫學界最普遍使用的肥胖認定方法，是依據身體質量指數（Body Mass Index，簡稱BMI）測量標準計算身體的脂肪比率。計算公式為：體重（公斤）÷身高（公尺）平方。

依據WHO公布的肥胖定義標準顯示，亞太地區民眾BMI數值介於18.5～22.9之間屬於正常，若數值介於23～24.9之間，即為體重過重，若數值落在25～29.9之間，就屬於輕度肥胖，我國行政院衛生福利部的認定標準也相當接近。

世界衛生組織、亞太地區及台灣地區之肥胖定義標準

	世界衛生組織（WHO）	亞太地區	台灣地區（行政院衛生福利部）
過瘦	BMI＜18.5	BMI＜18.5	BMI＜18.5
正常	18.5≦BMI＜25	18.5≦BMI＜23	18.5≦BMI＜24
過重	25≦BMI＜30	23≦BMI＜25	24≦BMI＜27
輕度肥胖	30≦BMI＜35	25≦BMI＜30	27≦BMI＜30
中度肥胖	35≦BMI＜40	30≦BMI＜35	30≦BMI＜35
重度肥胖	BMI≧40	BMI≧35	BMI≧35

第二種：體脂肪率

第二種判斷肥胖的方法是透過體脂肪率。體脂肪率是指身體成份中，脂肪組織所佔的比率。由於體脂肪率無法藉由目測或一般體重計獲得數值，必須使用體脂肪計來測量。

體脂肪計是透過人體電阻原理，利用低電壓電流，測出電阻的單位。由於人體組織中的體脂肪並不導電，而其他非體脂肪部分有70％為水分，可以導

電，因此，如果人體產生電阻越大，體脂肪就越高。

體脂肪率測量結果對照表

年齡	女性	男性	類型
30歲以下	16%以下	13%以下	瘦小型
	17%～24%	14%～20%	健康型
	25%～30%	21%～25%	警戒型
	30%以上	25%以上	肥胖型
30歲以上	19%以下	16%以下	瘦小型
	20%～27%	17%～23%	健康型
	28%～30%	24%～25%	警戒型
	30%以上	25%以上	肥胖型

看起來胖的人，體脂肪率不一定高，例如日本相撲選手看似肥胖，但他們由於運動量大，體脂肪率幾乎都控制在30％以下。相反的，外型瘦小的人若不運動，體內還是會囤積很多脂肪，脂肪率當然偏高，即所謂「隱藏性肥胖者」。

體內脂肪堆積過多，容易引起心血管疾病。體內脂肪含量與血液中的膽固醇及三酸甘油酯成顯著正相關。體脂肪過高時，表示血脂肪也有過高的危險，應嚴加注意。因此，體脂肪率已成為人體健康的重要指標。

第三種：腰圍

第三種辨別肥胖的方法就是測量腰圍。若依照西方標準，男性腰圍≧102公分，女性腰圍≧88公分，屬於肥胖。但因東方人體型上的差異，我國衛生福利部建議的標準為：男性腰圍≧90公分（約35.5吋），女性腰圍≧80公分（約31.5吋），則屬於肥胖。

依照脂肪囤積的部位，臨床上可分為：腹部型肥胖（上半身肥胖，俗稱蘋果型肥胖、或稱為鮪魚肚、水桶腰等），以及臀部型肥胖（下半身肥胖，俗稱梨子型肥胖）二者。

至於區分「腹部型肥胖」或「臀部型肥胖」最簡單的方法，就是男性腰圍超過90公分，女性腰圍超過80公分，或是腰臀比，男性超過0.9，女性超過0.85，即是屬於「腹部型肥胖」，反之則屬於「臀部型肥胖」。

透過以上三種方法，若發現自己屬於肥胖體型，就要提高警覺，趕快進行減重計畫，避免肥胖帶來各種疾病的風險。

◎肥胖不是病？胖起來要人命！

「少女愛喝珍奶導致過胖，罹患脂肪肝及糖尿病」，類似新聞時有耳聞，值得家長注意。

17歲少女長期愛喝含糖飲料，珍珠奶茶更是她的最愛，三餐若沒珍奶配飯，就食不下嚥。結果少女不但喝出了驚人體重，小小年紀還罹患了糖尿病及脂肪肝。為此，醫師已經發出「戒糖令」，要求少女必須立刻戒喝含糖飲料。

就讀高二的少女，在媽媽陪同下到減重門診，身高160公分的她，一站上體重計，指針已飆破80公斤，她卻一臉無辜地說，「其實我吃得並不算多啊！」。原來，少女食量雖不算太大，卻偏愛含糖飲料，尤其愛喝有著濃濃奶香及QQ口感的珍珠奶茶，甚至已到了「飯可以不吃，珍奶卻不能不喝」的地步。

市售一杯700 cc「正常甜」的珍珠奶茶，熱量就高達550大卡，少女每天照三餐喝，一天就喝進1650大卡，根本不需吃別的東西，就已遠遠超過女性一天的建議攝取熱量。尤其，市售手搖杯飲料常添加低成本的高果糖或玉米糖漿，相關研究顯示，人體攝取過多這類糖分，不但會導致第二型糖尿病，還會直接影響肝臟功能，導致三酸甘油酯過高，以及非酒精性脂肪肝。

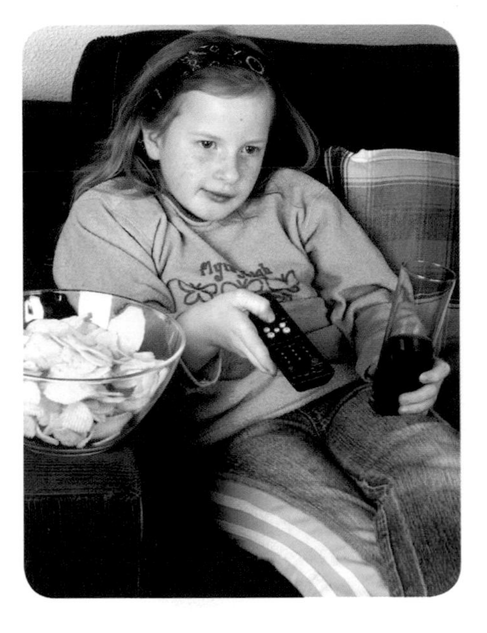

根據統計，美國肥胖人口高達67%，若以西元2000年與1950年相比，半世紀來，美國每人每天平均攝取熱量增加了200大卡，其中至少有一半是來自含糖飲料的「貢獻」。

事實上，全世界最早把肥胖當成健康問題看待的，就是美國醫學界及營養學家，他們發現美國民眾熱愛高熱量高脂肪食物，因此造就出一大批肥胖的美國人，需要進行飲食控制來減少體重。

美國醫學會（AMA）在2013年7月就投票通過，承認肥胖是種疾病，並建議採取多種措施來對付美國持續攀高的肥胖率。這項決議形同把美國三分之一的成年人（約7800萬人）及17%的兒童（1200萬人），界定為需要接受治療的病人。

許多研究指出，現代人的生活方式與一世紀前的人類之間有了重大的改變。人們運動的機會大幅減少，流汗的機會也降低，大多數人都過著整天坐在電視及電腦前不動的生活型態，形同植物，不再像動物一般充滿活力。未來的人類肥胖的機率將大為增加，成為世界性的流行病。因此，美國醫學會的擔憂並非沒有道理。

肥胖對健康有什麼影響？目前醫學研究，至少歸納出12種疾病與肥胖有關，包括：高血脂、高血壓、腦中風、心臟病、睡眠呼吸終止症、痛風、糖尿病、退化性關節炎、膽結石、癌症、脂肪肝及不孕症。肥胖者和若干癌症的發生呈現正相關。男性肥胖者容易罹患大腸直腸癌、前列腺癌，女性肥胖者則容

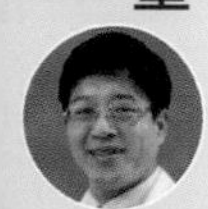

易罹患膽囊癌、乳癌、子宮頸癌及卵巢癌。

肥胖是造成心血管粥狀硬化及冠狀動脈疾病的主要危險因子。血壓也會隨著體脂肪增加，收縮壓及舒張壓都有逐漸上升的趨勢，容易罹患高血壓。肥胖使得全身肌肉與脂肪細胞產生胰島素抗性，長期下來將導致人體對胰島素反應低下，增加胰島素分泌，形成高胰島素血症。雖然並非每個肥胖成人最後都會罹患糖尿病，但在醣類代謝上往往都有早期異常的現象發生。

肥胖除了提高致病率，也提高致死率。40％的肥胖者，存活壽命是正常體重者的一半。大量美國和歐洲的研究表明，肥胖症的致死率隨BMI值升高而增加。美國每年因肥胖症而增加的死亡人數在11.2萬人～36.5萬人之間。肥胖症使預估壽命平均減少6～7年，嚴重肥胖症（BMI>40）更使男性預估壽命減少20年，女性減少5年，數字相當驚人。

所幸，歐美學者也指出，肥胖症雖然增加致死率，卻可以事先預防。臨床研究顯示，肥胖者體重每減1公斤，就可使血壓降低，約是收縮壓下降2.5mmHg，舒張壓下降1.7mmHg。減重可降低血脂肪，使膽固醇下降0.93mg/dl，低密度膽固醇下降0.77mg/dl，三酸甘油酯下降1.33mg/dl。減重還能延長壽命，平均增加3～4個月。

肥胖除了帶來健康風險之外，由於一般社會大眾會以身材外觀來評論個人工作及能力表現，肥胖的人往往給人好吃懶做、缺乏自制力的成見及刻板印象，以致在生活或職場上備受歧視及排擠，承受心理壓力，造成情緒低落，間接造成健康問題。只要適度減重，這樣的情況就能減少，甚至消除。

2 肥胖的四種中醫症型

◎檢視體質問題才能對症治療

無糖豆漿可以用來減重！？國內一項研究發現，飯前喝水或是喝無糖豆漿，長期下來，有助於控制體重。

國外不少研究也發現，餐前喝水可以延緩胃部排空，降低食慾，醫界已延用作為肥胖患者的減重方式。而這項研究則找來60名34～45歲體重過重的成人，隨機分成兩組，都給予營養攝取與運動衛教，其中一組午、晚餐前30分鐘須喝450 cc的無糖豆漿，另一對照組則是喝水。

經過12週的追蹤，豆漿組及對照組成員體重平均都掉了4公斤，但比較體脂率，豆漿組卻比對照組多減了2%，成員的血糖、血壓、血脂也都更趨近正常值。其中一名30歲男性身高168公分，體重原本重達82.7公斤，12週試驗後，體重狂減12.9公斤，腰圍小了3吋。

胖當然是有原因的！這名減肥冠軍原本就愛吃，除了三餐，還常吃下午茶及宵夜，最愛的食物都是高熱量的雞排及奶茶，平日又不運動，一度胖到連走路都會喘。參加實驗後，正餐吃得沒有以前多，配合每天90分鐘踩腳踏車運動，終於如願瘦下來。

臨床顯示，無論餐前喝水或是喝無糖豆漿，都強調「餐前減重」觀念，而豆漿內的膳食纖維則能促進腸胃蠕動，讓排便順暢。不過，無糖豆漿也有熱量，想要減重的人

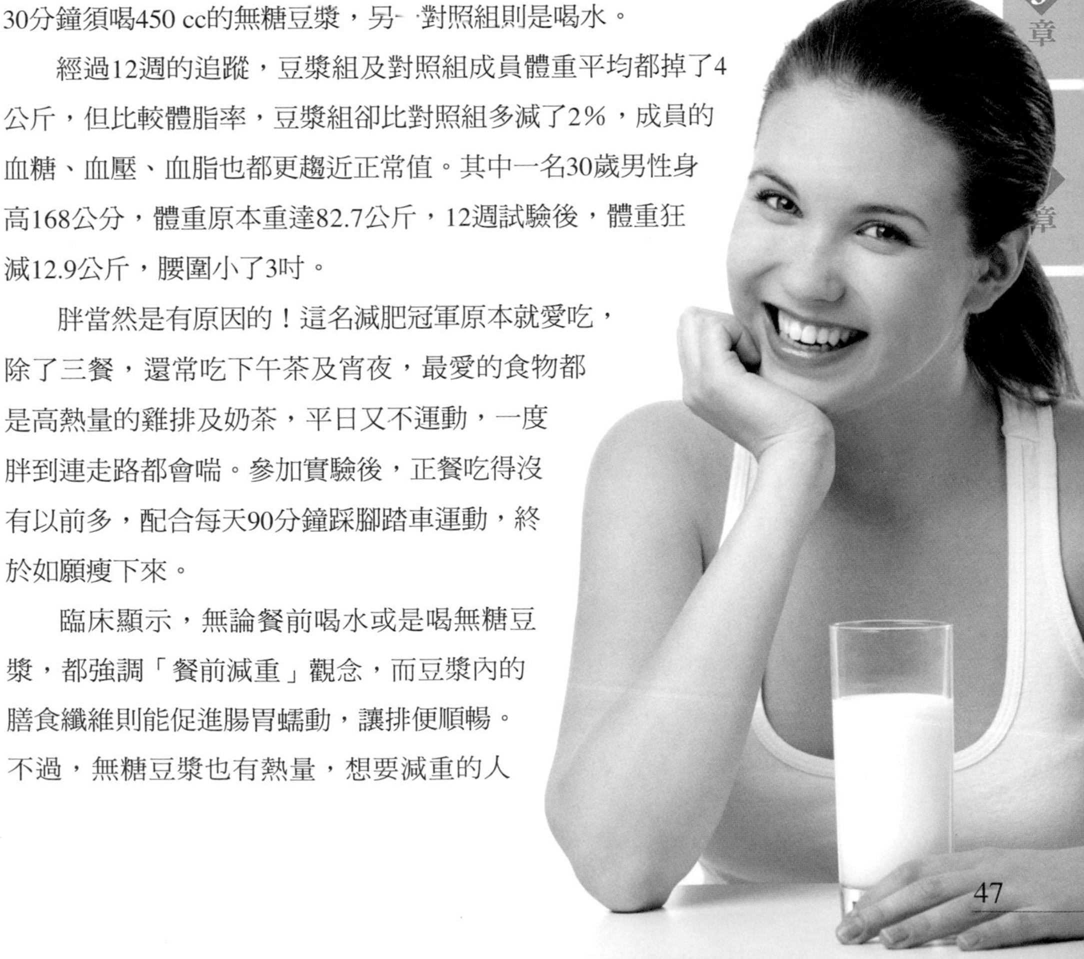

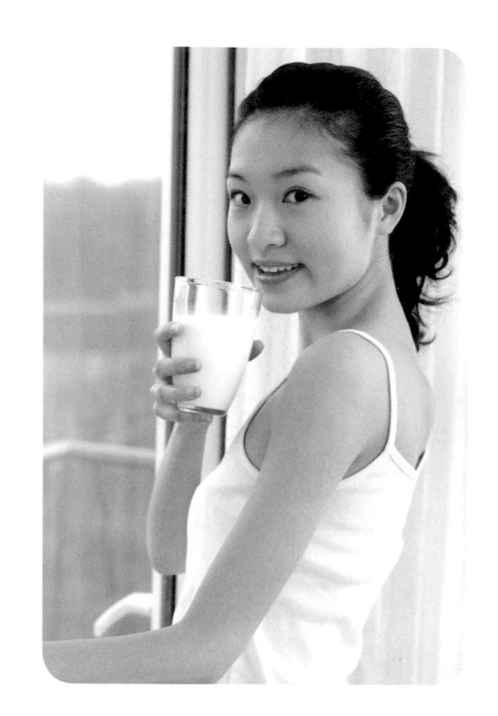

餐前喝了無糖豆漿，正餐就應少吃約六分滿的白飯，千萬別把無糖豆漿當水喝，以免減重計畫毀於一旦。

無論西醫減重療法或是坊間流行的減重療程，都有一個共同特色，就是未針對個人身體狀況不同而採取差異的方式，全部一體適用。以這個豆漿減重法為例，主要是藉由餐前喝下一杯無糖豆漿，排空胃部以達到減重的目的，但有些人的體質就不適合飲用豆漿，一喝就容易脹氣。

西醫研究發現，肥胖與熱量進得多、出得少有關，也發現脂肪細胞無法減少，只會增加，因此減重方法幾乎緊扣著避免讓脂肪細胞吸收更多熱量，同時透過運動消耗脂肪細胞貯存的熱量等類似的途徑進行。然而，一旦發生減重效果因人而異，甚至無效的情況，則較難做出明確的解釋，只能建議考慮以其他方式減重。有點頭痛醫頭、腳痛醫腳的味道。

其實，中醫與西醫最大的不同之處，在於中醫是治療前面階段的病，未來的病；西醫則是治療後面階段的病，實質的病。西醫在急性重症的治療上，技術發展驚人，但卻只能醫治檢查出徵兆的疾病；中醫則追求教導與治療病患，不要讓隱藏的病因，演變成惡性重大的器質性病變。

中醫學理認為，一個人身心上所呈現的各種特質，如性格溫柔剛烈，身材高矮胖瘦，都與先天稟賦遺傳有關，人隨著年齡增長，進入不同發育階段，身心也會有重要的變化，這就是中醫所謂的「體質」。

中醫學理相信，個人體質的轉變可能帶來疾病的遠因，透過體質的調理，可以逐漸扭轉致病的傾向，讓身心回復健康的狀態。對於肥胖症，中醫也是這樣看待，通常是個人先擁有造成肥胖的體質後，慢慢出現體重增加，體態變豐腴的外在變化，若放任發展下去，就會演變成各種惡性重大的器質性病變。

中醫治療的理念，就是從根本病源著手。中醫治療的目標除了延緩疾病帶來的各種痛苦症狀，更將主要診治重心放在調理造成病因的體質上。這就是為什麼像是乾癬等免疫系統方面、治癒後容易復發的疾病，西醫經常束手無策，但中醫卻能根本治癒，降低復發率的緣故。

從中醫觀點來看肥胖症，可分為內因及外因兩種。外因是由於飲食過量，運動過少等因素造成，這與西醫的觀點相一致；至於內因，則主要是由於真陽不足、脾氣虛弱、痰濕內停所致。

中醫學理認為「脾」主肌肉，能運化水穀精微，消化飲食，以營養五臟六腑，四肢百骸。若真陽不足，脾失健運，則機體運化功能失常，不能正常輸布水穀精微，以致變生痰濕（脂肪）積存於肌膚，形成肥胖。

中醫所說的「脾」，現代醫學可解釋為消化吸收系統。真陽不足的人，消化系統功能失調，不能將人吃下的飲食充分消化，轉化成能量，輸送到全身供人體器官及組織吸收，久而久之，這些熱量就變成脂肪，貯存在肌膚，形成肥胖症。

真陽不足就是中醫認定的易胖體質，換句話說，真陽不足造成痰濕型或陰寒型體質的人，身體代謝能力比一般人來得差，廢物容易囤積在體內，進得多、出得少，體

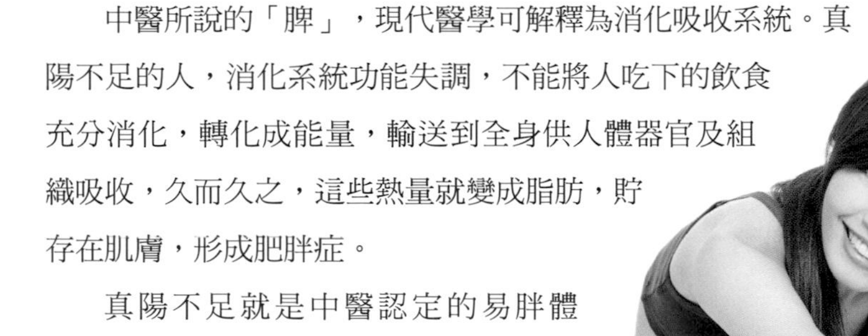

型就偏向肥胖，這類人身體容易積存水份，導致體型臃腫。相反地，一些陽熱型及乾燥型體質的人，體內新陳代謝活動比一般人來得旺盛，無論他們進食多少，發生肥胖的機會都較少。

因此，肥胖的人只要維持身體處於乾燥或陽熱狀態，就能達到減重的效果，甚至預防肥胖。不過，接受中醫減重時，還需要考慮到患者代謝能力、臟腑功能等因素，才能規劃出最適合個人體質的減重療法。

值得一提的是，中醫還將肥胖類型大致分為虛證型及實證型，也就是俗稱的虛胖及實胖。

實證型肥胖的人吃得多，身體消化器官將吃下去的營養通通都吸收了，但是由於吃下的熱量實在太多，超過日常生活所需，所以多餘的熱量都被轉換成脂肪貯存下來。實證型肥胖的人，從外表看起來比較結實健壯，肌肉比較多，但卻常常有便秘、口乾舌燥的毛病。

相反，虛證型肥胖的人通常進食量不多，但是由於代謝消耗緩慢，加上運動量不足，才會產生虛胖。虛證型肥胖的人皮膚白皙，肌肉鬆軟，容易疲倦，尿少多汗，有時下肢還會有水腫現象。

很明顯地，針對肥胖類型不同，減重的方式必須有所不同，才能對症下藥，達到減重的目標，這就是中醫減重療法與西醫以及坊間流行的其他減重法最大的差異，也是最強的優勢。

中醫學理認為，肥胖與真陽不足的體質有關，依據新陳代謝能力的不同，肥胖還可區分為實證型肥胖及虛證型肥胖，具體的治療方法也有所不同。

中醫在實際臨床治療上，主要是利用望、聞、問、切等四種診斷方式，收集病症的資料，歸納出病情的特徵及變化規律，概括性確定為某一種「症型」，也就是中醫所謂「辯證論治」的過程。所以，經過中醫辯證論治後，將肥胖者的身心本質表現，細分為四種常見的證型，加以對症下藥治療。

◎第一種症型：久坐少動——脾虛濕阻型

此類型屬國內肥胖人數最多的一種。

在所有肥胖症型當中，脾虛濕阻型肥胖的人水份代謝能力最差，幾乎都有從小愛吃冰的習慣，以致形成脾虛體質，容易水腫，喝水就發胖。這類型的人最大的特徵就是經常久坐不動，且較少勞動，例如家庭主婦或辦公室上班族，皆屬此類。

脾虛濕阻型肥胖好發於產後肥胖的女性、勞動強度輕的上班族、經常開會久坐的職場經理級人物，或是不需忙碌工作的貴婦名媛，平日「英英美代子」賦閒在家的女性。

脾虛濕阻型肥胖的人屬於虛胖，通常體型白白胖胖，全身肌肉鬆鬆軟軟，早上起床眼瞼容易浮腫，下肢容易水腫。這類型肥胖的人經常會感覺頭腦昏昏沉沉，精神老是不振，怎麼睡都睡不飽，由於腹部核心肌群鬆弛沒有力量，所

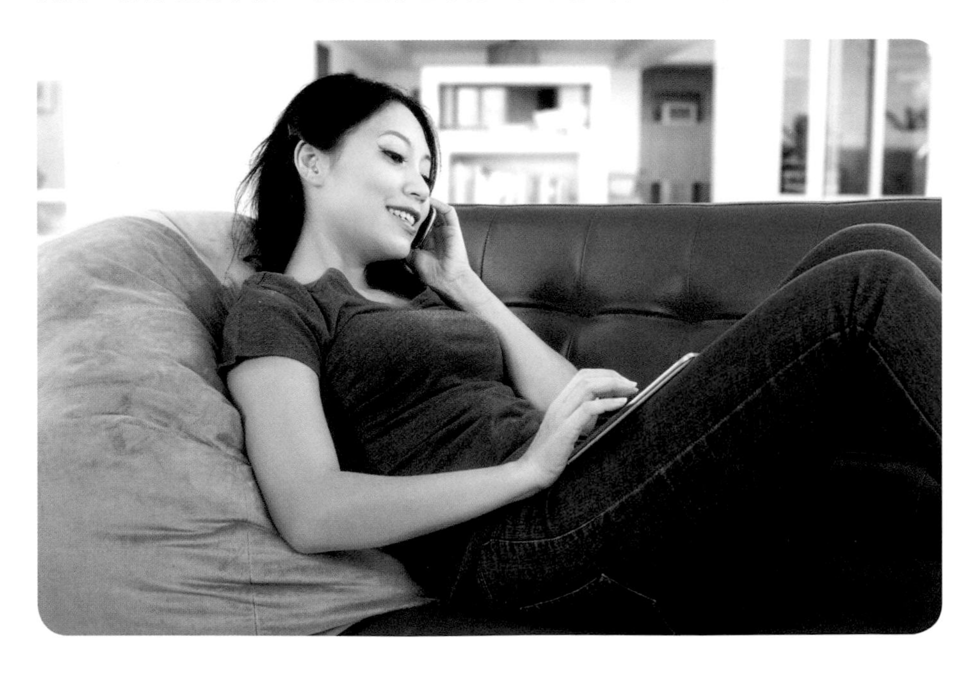

以走起路來常感覺雙腳有千斤重。

脾虛濕阻型肥胖的人最常抱怨沒什麼胃口，吃不下飯，但卻連喝水都會發胖。口中時常感覺黏黏膩膩，喉中有痰，偶爾出現腹脹、噁心。由於食量小，吃得少，排出來的也跟著少，經常有軟便、腹瀉的情況發生，小便量也少。正常人一天小便7～8次，但這類型的人普遍有憋尿的壞習慣，因此容易水腫變胖。

中醫治療脾虛濕阻型肥胖，以健脾益氣，利水除濕為主，藥材選用黃耆、茯苓、白朮，幫助身體排水，同時將體內廢物排出體外。飲食方面則建議多吃利水的食物，例如薏仁、綠豆、紅豆均屬之，惟須注意的是，豆類皆屬於高熱量的澱粉類食物，患者最好只飲用煮豆的湯汁，不要吃豆渣，而且千萬不能加糖，以免吃下更多熱量。

◎第二種症型：食慾旺盛——胃熱濕阻型

胃熱濕阻型肥胖者以青春期血氣方剛的青少年居多，也有一些長期睡眠不足的壯年人屬於這一類型。

這類型的人大多年紀輕輕，身強體壯，肌肉結實，屬於實胖型。而且他們在個性上都有一個共同特色，就是做事總急急忙忙，莽莽撞撞的。從臨床上觀察，胃熱濕阻型肥胖的人心跳速度比一般人快，容易感覺心慌。

這類型的人食慾旺盛，有時會有頭暈的感覺，難以抗拒美食誘惑，容易餓，吃東西消化特別快，所以經常零食不離手，有時才剛用餐完不到一、二個小時，就又感覺飢腸轆轆。因為愛吃、能吃，往往吃下了超過身體需要的熱量，形成肥胖。

胃熱濕阻型肥胖的人跟脾虛濕阻型的人一樣，愛吃冰，愛吃生冷，只不過症狀變成胃熱火氣大，青春痘冒不停，動不動就口乾口渴口苦，想喝飲料，還有明顯口臭情形，而且經常發生便秘的問題，火氣大到長痔瘡的人也時有所聞。

中醫治療胃熱濕阻型肥胖，主要以清熱通腑、清胃泄火為主，選用白茅根、黃蓮、大黃、防風通聖散等中藥材，幫助降火氣。飲食方面應多吃寒涼性食物，少吃溫熱性食物，以避免刺激火氣上升。只要火氣降了，心跳速度就會減緩，食慾也跟著減少，不再老是喊肚子餓，就能有效避免吃下過多的熱量。

◎第三種症型：壓力沈重——肝氣鬱結型

此類型肥胖者清一色都是都會型的粉領族或職業婦女，大台北地區特別多。

他們通常個性急，容易煩躁不安、神經質，老覺得有不好的事情會發生，給自己太大壓力，壓力有的來自於職場，有的來自於私人感情生活，而長期精神緊繃，情緒放不開的結果，往往使心情出現憂鬱傾向，陷入惡性循環。

肝氣鬱結型肥胖的人，容易失眠多夢、胸悶、月經失調，時而腹瀉、時而便秘。由於食慾隨心情起伏不定，往往造成暴食症，心情好猛吃東西，心情不好也狂吃，幾乎養成了靠飲食來發洩情緒的不良習慣，所以在不知不覺中吃下過多的熱量，形成了肥胖。

中醫治療肝氣鬱結型肥胖，主要以調肝、舒肝理氣為主，選用玫瑰花、青皮、柴胡舒肝湯、鬱金，達到心情紓緩、神經放鬆功效，平日飲食上可多吃百合、玫瑰花。這類型的人除了靠中藥調理，還需要更多心理開導，學習放鬆心情。

肝氣鬱結型肥胖的人要時時提醒自己，凡事不必求快，慢個幾分鐘沒有關係，事情做不好也沒有那麼嚴重，通常擔心的事情有99%都不會發生，不必過度緊張。多從事休閒活動，看看電影，聽聽音樂，散散步，給自己放個假，到郊外踏青，或找三五好友談談心，都有助減輕生活壓力。

只要心情放鬆了，慢慢就能戒掉靠食物來發洩情緒的壞習慣，避免吃下不必要的熱量，達到體重控制的目標。

◎第四種症型：代謝率低——脾腎陽虛型

臨床上主要的肥胖族群當中，除了久坐少動一族、食慾旺盛的青少年及壓力沈重的粉領新貴之外，銀髮族也不在少數，這些老人主要屬於脾腎陽虛型肥胖。

脾腎陽虛型肥胖的人，大多是50、60歲以上的更年期肥胖及中老年後肥胖。這類型的人由於人體新陳代謝速度突然大幅變慢，但是飲食習慣卻跟30、40歲時差不多，以致消耗不掉的多餘熱量大量在體內堆積，形成肥胖。

脾腎陽虛型肥胖的老人，外觀上膚色呈現暗沉，全身有大量色素沉積，甚至長出老人斑，肌肉缺乏彈性。這類型的老人經常有手腳怕冷畏寒、渾身筋骨痠痛、兩腳行走無力，偶爾伴隨膝蓋疼痛、眼睛乾澀、耳鳴等各種更年期症狀，甚至有高血壓、糖尿病、退化性關節炎或脂肪肝等方面的問題。

有些女性可能會發生頻尿，而男性則可能有攝護腺肥大的情況。雖然脾腎陽虛型肥胖的老人吃得很少，但代謝速度實在太慢了，以致體型逐漸發胖。

中醫治療脾腎陽虛型肥胖，以補腎補肝、活血化瘀為主，選用何首烏、丹參、草決明、鹿茸、杜仲、淫羊藿等。平日飲食方面，建議多吃滋補肝腎的食物，如黑芝麻、枸杞子、海蔘。若患有骨質疏鬆症，可用山藥燉排骨，或適度補充小魚乾。

3 中醫的減重策略

◎中醫減重符合個人化治療

中醫認為，真陽不足體質是形成肥胖的遠因，真陽不足造成脾虛，也就是人體腸胃消化吸收能力低落，新陳代謝速率下降，使體內積聚大量的脂肪水份，人體無法消耗掉，所以無論食量多還是少，都可能造成肥胖的惡果。

想要消除肥胖，除了運用一般減重法一定會用到的基本原理「少進多出」，減少熱量攝取、增加熱量消耗之外，中醫認為，還需要針對形成肥胖的體質加以改善。原因在於，形成肥胖的遠因如不消除，即使靠著激烈的方式減輕體重了，仍有很高的機率胖回來，體重若像溜溜球一樣起伏，一下子胖一下子瘦，身體裡的器官組織承受不了，免疫系統的正常運作就會受影響，對健康無疑是一種傷害。

中醫為了調整容易形成肥胖的體質，更精確對症下藥，依據長期的臨床經驗，將易胖體質細分為四種症型，包括久做少動一族常見的脾虛濕阻型、食慾旺盛的青少年常見的胃熱濕阻型、都會粉領新貴常見的肝氣鬱結型，以及銀髮族常見的脾腎陽虛型。中醫減重療法，主要就是從這四種肥胖症型作為起點出發，同時將個人在身體健康上的其他問題合併起來考量，進行差異化治療。

由此可以看出，中醫減重療法與當前個人化治療的潮流不謀而合，能更細緻考察到造成個人肥胖的原因，一一加以改善。相較以往定型化的治療方式，減重法及減重藥一體適用所有的人，從未檢視個體間可能會有的差異，得到的療效很可能就產生了差異。

這些差異並不只意味著療效好壞程度不同這麼單純，這些差異其實還潛藏著藥效的副作用，及治療帶來的後遺症無法清楚為人所掌握，也就是說，對身體健康的傷害是看不見的，而且難以補救與改善。這些看不見的健康傷害，難以補救改善的後遺症，還有可能回過頭來造成復胖，讓肥胖成為終身糾纏的惡夢，難以擺脫。

為此，我特別推薦中醫減重療法，以期扭轉社會大眾錯誤的減重觀念，放棄採取坊間盛行的許多效果短暫又容易帶來未知後遺症的不良減重方式，經由中醫減重療法，既能達到體重控制的短期目的，也完成追求身體健康的最終目標。

接下來，我們就來談談，中醫面對常見四種肥胖症型時，在治療上採取的

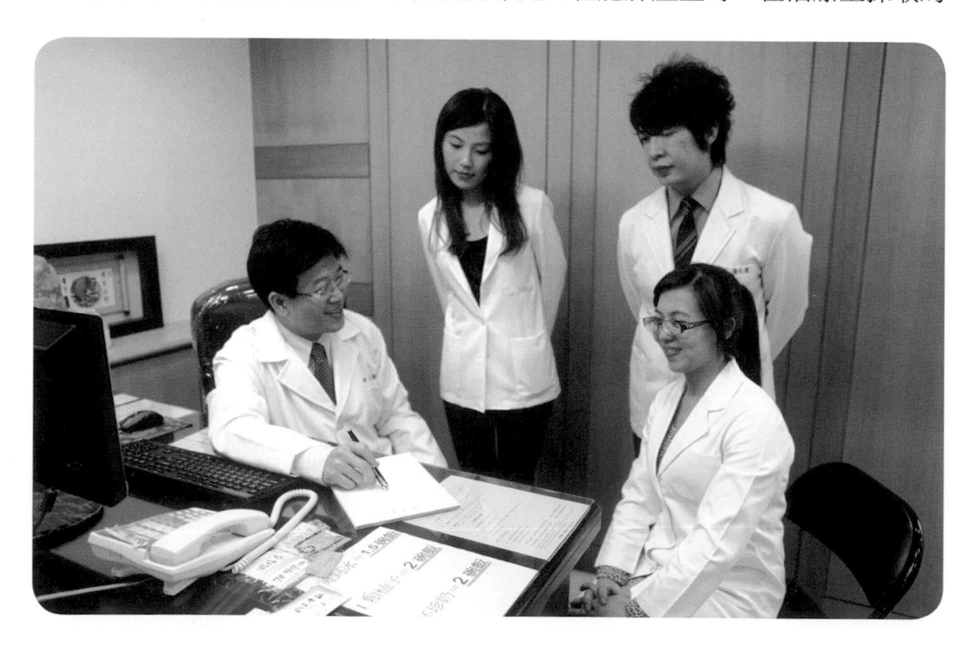

策略是什麼？

基本上，中醫減重療法採取的治療策略分為調理體質、穴位埋線以及飲食控制衛教三大步驟。

為了追求減重療效，考量個人體質狀況的差異性，以及個人需求的不同，這三大步驟可以是同時並進，也可能分不同階段選擇部分來靈活搭配進行。這三大步驟就像中醫打擊體脂肪的三大法寶，由中醫師按照時機，隨時拿出來使用。

◎打擊肥胖法寶（一）：調理體質

肥胖已經被證實與許多疾病的發生有關，至少可以歸納多種和肥胖相關的疾病，包括高血脂、高血壓、腦中風、心臟病、睡眠呼吸終止症、痛風、糖尿病、退化性關節炎、膽結石、癌症、脂肪肝及不孕症。肥胖會使這些惡性重大的疾病進程加速，增加病情控制的難度，也嚴重影響到患者的生活品質。

患者長時間承受生理上的病痛，也會漸漸形成心理上的壓力，不少患者因為久病不癒，而陷入憂鬱、自怨自艾、自我封閉的負面情緒當中，與人互動愈來愈少，愈來愈遠離人群。身體上不健康，心理上不快樂，患者就會愈來愈缺乏戰勝病魔的自信，失去重拾健康的希望。

在看待減重時，不應該只是斤斤計較瘦了多少公斤，腰圍減了幾公分，而應是追求長遠的身體健康。因為唯有身體健康，才會真正瘦下來，而且瘦得長久，不容易復胖。

中醫減重療法的第一個法寶「調理體質」，除了將肥胖的根源加以去除，同時也針對肥胖帶來的病痛積極治療，其目的無非就是希望在身體健康的前提之下，完成減重的目標，而不是犧牲身體健康換來體重減少，否則，用身體健康換來的身材再美再窈窕，如果一臉病奄奄，氣色不佳，全身虛弱無力，看起來一點都不美。

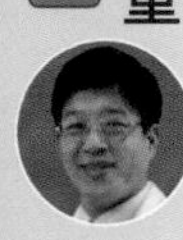

中醫減重療法中的調理體質，具體的做法就是看患者身上有什麼病因，適時加入減重藥物當中以積極改善。例如，久坐不動的肥胖者容易水腫，就利用消除水腫的藥材加以改善；壓力沈重的肥胖粉領族常有的月經失調問題，就透過調理月經的藥物使其順暢。

有效調理體質的中藥方劑

簡單介紹一下我個人依據多年臨床經驗，發現針對實胖、虛胖、月經失調肥胖及更年期肥胖有效治療的中藥方劑。

1.脾虛濕阻型：防己黃耆湯、真武湯

「防己黃耆湯」出自中醫典籍《金匱要略》，其處方由防己、黃耆、白朮、炙甘草、生薑、大棗所組成，功效為益氣健脾、滲水利濕、消水腫。

「真武湯」出自中正典籍《傷寒論》，主要由白芍、白朮、附子、茯苓、生薑組成，能有效補腎利水、補脾燥濕，對頭暈的症狀也有效。

2.胃熱濕阻型：防風通聖散、大柴胡湯、桃核承氣湯

「防風通聖散」源自中醫典籍《宣明論》，處方由防風、荊芥、麻黃、薄荷、生薑、連翹、桔梗、川芎、當歸、白朮、山梔子、大黃、芒硝、石膏、黃芩、滑石、甘草組成，功效為清熱、解毒、促進新陳代謝、清除宿便。

「大柴胡湯」來自《金匱要略》，由柴胡、黃芩、芍藥、半夏、枳

至於壓力大的肥胖上班族若失眠睡不好，就選用紓緩神經的藥材來減輕壓力，降低食慾，並戒除以暴飲暴食來發洩情緒的壞習慣；容易便秘的人，體內廢物排不出去，容易發胖，只要選用幫助排便順暢的藥材，清出體內廢物，體重就能減輕；而食慾旺盛，經常感覺飢餓的人，只要提供增加飽足感的藥物，

實、大黃、大棗、生薑所組成，能增強新陳代謝，清理宿便。

「大柴胡湯」也是專治體力充實的實胖者，及大腹便便的中廣肥胖的良藥。此外，對於愛吃美食、缺乏運動的肥胖者，也有不錯的瘦身效果。胃熱型肥胖常見的口舌乾燥及便秘習慣，大柴胡湯都能有效改善。

「桃核承氣湯」針對實胖型患者常有的頭痛、腰痛、便秘及眩暈等症狀，效果良好。桃核承氣湯也是治療血瘀、舌質紫黯、月經不調、痛經、下腹壓痛或刺痛感的良藥，唯獨不可用於孕婦。

3.肝氣鬱結型：加味消遙散

「加味消遙散」主要由丹皮、梔子、當歸、柴胡、鬱金、赤芍、白朮、茯苓所組成，能疏肝氣，解肝鬱，兼可調理月經。

4.脾腎陽虛型：右歸丸、回逆湯

「右歸丸」以熟地、山茱萸、菟絲子、鹿角質、肉桂、枸杞子、當歸、附子、杜仲所組成，有滋補腎氣的功效，專治肥胖病程較長的患者、年長者的更年期肥胖；銀髮族常見的嗜睡、腰酸膝軟、長白髮及性功能減退，療效也不錯。

「回逆湯」主要由炙甘草、乾薑、附子所組成，能強心、補腎，適合身體虛弱的年長患者。

減少食慾，就能避免吃下過多熱量，造成體重直線上升的困擾。

調整體質是中醫師的強項，一直以來中醫師所提倡的就是養生、調理、協調的身心靈狀態。因此，當患者坐下來就診的同時，減重之前中醫師就是先做調理的診治。從這位患者自內在的狀態開始治療起，不能輕忽患者身體原有的狀態，因為在一個不平衡的健康狀態下，減重是不會成功的。例如患者有婦科的問題，勢必就要從婦科問題開始診治：一位卵巢功能不好的婦女，她的賀爾蒙代謝就一定不好，月經周期也會不順。所以當解決她的婦科問題後，自然就容易減重了。

又如一位長期因壓力失眠的人，如果不能先找出失眠的因素，就會讓他在身體最需要代謝排毒的時段不能好好入睡，這樣身體怎麼也不會瘦的。再如患者的濕熱問題嚴重，身體就是沒辦法排掉多餘的水分，如此也讓身體處於水腫又代謝異常的狀態。這種種問題都需要中醫師專業的調理，才有辦法讓身體處於平衡的狀態中，隨之協助患者減重。

我的許多患者本身就是西醫師，他們長期讓我調理身體也減重，多年來，他們終究也認同了中醫師在身體診治過程中不同於西醫的方式，而這些都是相輔相成的治療方法，也是中醫師為何能夠成功幫助患者減重且是健康減重的原因。

◎打擊肥胖法寶（二）：穴位埋線

中醫減重治療除了透過中藥草調理體質，還有一種其他減重法所沒有，中醫獨創的治療方式，就是針灸治療。針灸治療是中醫常用的治療方式，歷史悠久，技術發展十分成熟，廣泛用於中醫內科、痠痛科等治療上，療效也獲得中外人士一致肯定。在歐美國家，中醫針灸治療甚至比中藥草治療更受重視。

中醫針灸治療，主要是透過對人體穴位刺激，達到促進精氣運行的功效。接受針灸治療時，人體宛如在進行一項靜態有氧運動，肌肉會收縮振動，使人體新陳代謝功能提高，體內堆積的脂肪可加速轉化為熱能代謝掉，進而排出體外。

中醫針灸還能同時針對人的胃部及腦部外側的飽覺中樞產生刺激作用，降低食慾，從而解決因食慾旺盛而吃下過多熱量，在體內形成脂肪堆積的問題。

不過，針灸的療效往往在針拔去後就逐漸喪失，因此後來逐漸被療效維持較長的穴位埋線所取代。所謂「穴位埋線」，就是利用將羊腸線埋入皮下後，於人體逐漸分解吸收的過程中，針對穴位產生刺激作用。

穴位埋線的起源，最早可追溯自中醫典籍《靈樞終始篇》的記載：「久病者，邪氣深，刺此病者，深入而久留之」。用白話來說，就是對於難纏難癒的疾病，可將針留置在穴位中，持續發揮療效。後來經過現代中醫的改良，始以羊腸線加以取代。

穴位埋線優點很多，顯而易見的第一個優點就是療效時程能延長。羊腸線埋入皮下後，在體內停留7～10天，最後被分解吸收，就形同連續針灸7～10天，相較傳統針灸，每隔一天針灸30分鐘來說，穴位埋線的療效自然十分可觀。

穴位埋線的第二個優點就是簡化療程。一般傳統針灸都會要求患者每隔一天回診一次，這對忙碌的現代人來說較難配合，往往成為治癒的障礙。許多患者因為忙得抽不出時間定期回診，使得治療時間不規律，療效大打折扣，滿意度降低，甚至最後放棄治療的人也不在少數。

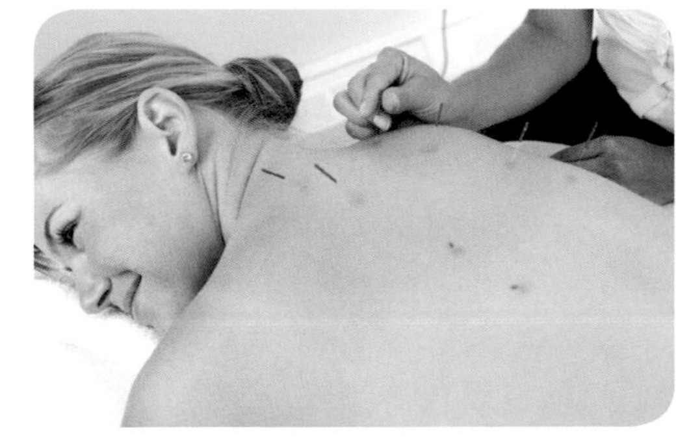

這時如改用穴位埋線方式治療，患者只要每隔7～10天回診一次，省卻了往返奔波的勞累，日後配合回診的意願就會提高，治癒的機會也就跟著提高了。

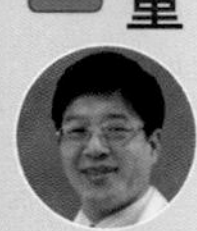

穴位埋線的第三個優點就是減少針刺的痛苦。傳統針灸每次治療動輒20、30針，而且每2天就要挨1回，確實讓部分患者望之卻步。穴位埋線除了延長回診的間隔時間，減少治療次數，每次埋線的穴位也不需要像傳統針灸那麼多，就能達到相同的療效，可說是輕鬆便利的治療方式。

◎打擊肥胖法寶（三）：衛教及飲食控制

從醫以來，看了這麼多年的減重患者，我發現，患者最難克服的就是飢餓感。這道理其實不難理解。

對於大多數肥胖者，美食是難以抗拒的誘惑。美食當前，色香味俱全，讓

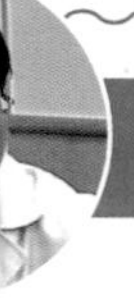

穴位埋線的作用

穴位埋線的減重功效，自然也在於透過針對穴位的持續刺激來達到調理體質，從根本解決肥胖病因，其作用大致分為六點：

❶ 可改善肥胖者的醣類代謝，使醣類不致在體內堆積。

❷ 可改善肥胖者的脂肪代謝，促進脂肪分解，降低體脂肪率。

❸ 可平衡肥胖者的自律神經系統，達到減重的目的。

❹ 線可增強內分泌系統的功能，促進脂肪分解氧化，產生熱能，以消耗多餘的脂肪堆積。

❺ 可減輕飢餓感，降低食慾，延緩餐後胃部排空的時間。

❻ 可增強腎功能，消除水腫，對治療水腫型肥胖效果特別好，為針灸所不能及。由於水腫型肥胖容易反覆發作，穴位埋線的效果延長持續，正好彌補了針灸治療的不足。

人食指大動，彷彿只要咬下一口，過去所有因肥胖帶來的不愉快都能瞬間拋到九霄雲外，對這些人來說，美食可說是人生最美好的體驗，讓人願意放棄一切來追尋。

美食的誘惑這麼難以抗拒，等於是宣告了大多數想利用少吃、減少熱量攝取來達到減重目的的減重法，最後都將難逃失敗的命運。畢竟「食色性也」，品嚐美食既是人類自然的天性，利用違反自然天性的減重法來減肥，等於是跟自己過不去，往往只能有三分鐘熱度，最後在矛盾的情緒下宣告放棄，含淚重新擁抱美食。

由此看來，只靠意志力克制食慾的減重法容易失敗，成功機率低。理想的減肥法還是要回歸體質問題，透過體質調整來降低食慾，讓身體的飢餓感自然降低，減少飢餓的發生頻率。患者能順其自然想吃才吃，減重才有可能長久維持下去。

中醫減重療法最大的好處就是患者幾乎不太需要改變原來的飲食習慣，接受治療期間還是可以正常進食，不必像其他減重法那樣，要求只吃高蛋白、低熱量食物。如此患者的接受度可以提高，就有持續下去的動力。

針對一般接受中醫減重療法的患者，我建議早、午餐要正常吃，晚餐也一定要吃飽，不要完全不吃，唯獨晚餐時澱粉類食物最好少吃。偏偏許多患者因為工作忙碌，飲食方式剛好相反，早午餐草草解決，下班後飢腸轆轆，為犒賞自己一整天工作辛勞，晚餐往往大快朵頤，最後還是又重新回到食慾難克制的老問題上。

有鑑於此，在透過中醫調理體質，減少飢餓感，降低食慾後，多透過衛教，鼓勵患者進行飲食控制，回歸三餐正常規律，才能維持減重的成果。雖然建立規律飲食習慣的初期，需要一段適應時間，但由於中醫調理體質後不太容易餓，適應期間的矛盾情緒就會減少，都能忍得住不吃，很快就會度過適應期，且三餐之外吃零食、愛吃甜食、晚餐吃澱粉類食物等不良習慣就能漸漸戒除。

只要良好的三餐飲食習慣養成了，減重的心理抗拒阻力就會大幅降低，許多患者日後就算達到理想的體重之後，習慣還是會繼續下去，因此，復胖的機率就降低了，體重不會再像溜溜球一樣忽高忽低，身體更健康，也更有活力。

中醫調整體質除了能降低食慾，還有一個大家比較容易忽略的功效，就是幫助睡眠。許多肥胖患者都有睡眠不足，睡眠品質不佳的困擾。許多研究都指出，睡眠不足可能增加肥胖的機率。因此，一般都會鼓勵肥胖患者每天至少睡足七個鐘頭以上，睡得越多，越能減低食慾，睡得太少，反而越容易餓。

中醫透過調整體質，能幫助病患放鬆心情，安定神經，提高睡眠品質，睡眠充足了，胃口自然就會縮小，減少暴食的機會，三餐能規律正常，晚餐也能夠忍住不吃澱粉類食物，減重成果指日可待。

中醫減重並不特別強調特殊飲食，而強調「吃對時間」就好。中醫減重療法向來堅信減重行為生活化，認為要維持正常的新陳代謝，就應該正常地吃，因此，如何吃得巧很重要。在一天三餐份量上，建議比例應當是「早餐5、中餐3、晚餐2」。

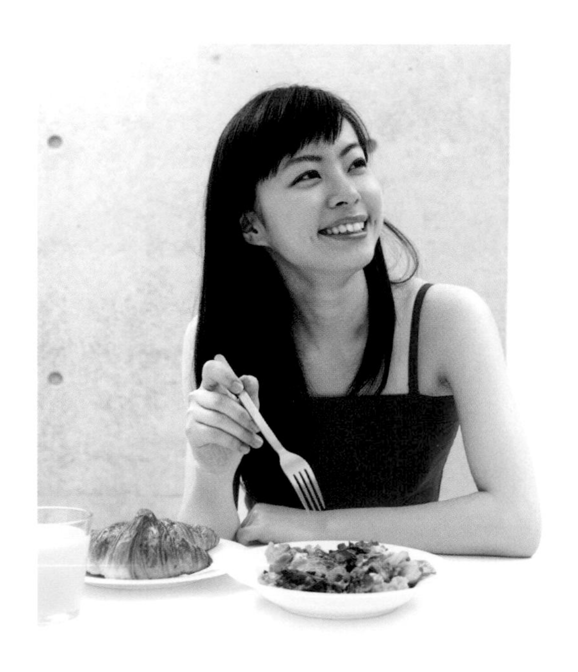

中醫透過中藥草及穴位埋線幫助患者調理體質，輔以衛教，進行簡單容易實行的飲食控制方式，瘦身效果不僅顯著，也相當安全，讓患者瘦得漂亮，也瘦得健康，更能瘦出自信。

4 中醫減重的優點

◎體重越重越難減

堪稱全世界最有錢的城市杜拜，人人錦衣玉食，生活富裕，但卻有一個平凡到不行的煩惱——肥胖！由於杜拜民眾肥胖問題日益嚴重，市政府為了鼓勵市民減肥頻出奇招，推出「減重換黃金」活動，市府官員表示，民眾在30天內體重每減1公斤，就可以換到價值約新台幣1240元的1公克黃金。

杜拜市政府為了強調健康減重，要求所有參加者必須以「公秤」測得的體重才算數，而且必須宣示完全沒有使用不健康的方式，或者以手術來達到減重目的。另外，參加者必須減掉至少2公斤才能得到黃金，不過減輕體重沒有上限，也就是說，體重減得越多，黃金拿得也越多。

杜拜減重送黃金，羨煞許多為肥胖所苦的人，減重除了變美、變健康，如今又多了一項誘因，減輕的體重變黃金，若類似活動在國內舉辦，必定有成千上萬的胖哥胖妹風起雲湧來響應。雖然無緣生做杜拜人，體重減輕沒辦法兌換黃金，但回頭想想，瘦身好處還是不勝枚舉，仍值得好好努力繼續加油。

話說回來，如果減輕的體重可以變成黃金，那麼體重越重的胖哥胖妹豈不越佔便宜，越有本錢瘦下來，越有可能抱得萬金衣錦還鄉？其實卻不然。杜拜減重送黃金的活動有個前提，就是要健康減重，不得作弊，用不健康的手段，或是透過手術幫助瘦下來。在這個前提之下，體重破百，體脂肪率超高的胖哥胖妹，似乎就不見得占了優勢。

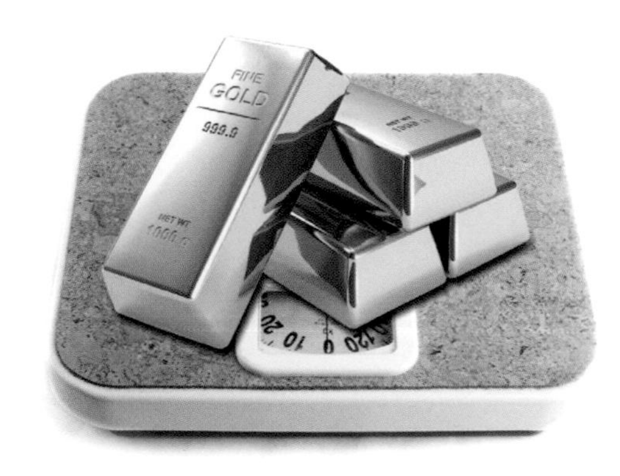

只要參考坊間流傳的減重法就

會發現，一般靠少吃多動，或是多吃低熱量食物取代一般飲食，也就是利用「進得少，出得多」的原理，來達到減重目標的瘦身方式，對於體重超高的超級肥胖者來說，效果並不明顯，也不切實際。

羅馬畢竟不是一天造成的，超高的體重累積必然是在體質易發胖，加上食慾旺盛、美食誘惑難以克制，又缺乏運動消耗熱量等不良生活習慣等多重因素下長年累積所造成。體質沒有改變，壞習慣不戒除，想要「健康」瘦下來，比登天還難。

◎醫美抽脂不等於實質減重

通常針對BMI值超過35甚至40以上的胖哥胖妹，也就是所謂的病態性肥胖，絕大多數的減重法皆無解，只能靠手術。不過要注意的是，這裡所說的手術治療肥胖，絕非指一般醫美診所所指稱的抽脂手術。

不論是低侵入性雷射、超音波，或是直接手術抽脂，醫美診所不遺餘力地強調安全性有多高，瘦身效果有多驚人，但充其量只適合體型中等，稍微有點肥胖的愛美男女消除臉部及身體上的局部肥胖，雕塑一下曲線，並非讓整個人瘦下來。

這就是為什麼有人形容醫美瘦身有如無底洞，花費及手術痛苦永無止境。由於許多患者一開始瘦了臉，就發現腰腹也需要抽脂，瘦了腰部及小腹，就發現大腿若不跟著做抽脂，比例就不夠完美。

然而，手術瘦身效果是一時的，如果易胖的體質沒有調整，造成肥胖的飲食習慣不改變，幾年甚至幾個月後，手術瘦身的效果將會完全消失不見，一切又得重新來，手術沒完沒了，浪費錢也浪費時間。這樣的減重法，實在不是理想的選擇。

◎西醫腸胃道手術治療病態性肥胖

BMI值超過35甚至40以上的胖哥胖妹，既無法透過醫美手術瘦下來，只好借助西醫腸胃道手術（Bariatric Surgury）來治療。所謂「腸胃道手術」，就是透過縮減腸胃道長度的方式，讓患者食量變小，或吸收變差，來達到減重效果。術後再配合飲食及運動，將體重減至正常值範圍。

腸胃道手術是目前美國最常見的減重手術，手術方式分為「吸收不良型」及「限制型」兩種。「吸收不良型」的手術法包括小腸繞道、膽胰繞道以及十二指腸轉位，至於「限制型」，則以垂直加帶胃隔間、可調節胃束帶，以及最常見的胃繞道手術。

一般肥胖症患者得到糖尿病、高血壓、高血糖、高血脂、代謝症候群及睡眠呼吸中止症的機率均高於一般人，許多醫學研究報告顯示，利用腸胃道手術能夠有效改善這些肥胖引起的相關疾病，尤其治療糖尿病的成果更為顯著。臨床研究發現，82%的糖尿病患者經腸胃道手術後得到根治，其餘18%的患者糖尿病症狀也會獲得改善。

腸胃道手術療效雖然顯著，但身體必須承擔的風險不小，所以並非所有肥胖者都適合接受，舉凡小於14歲或大於65歲，且患有內分泌、精神疾病、惡性腫瘤，或有藥物濫用病史的肥胖患者，都不適合進行腸胃道手術。

西醫利用腸胃道手術縮短腸胃道，減少肥胖者食量，避免吃下過多熱量，利用這樣的原理治療病態性肥胖，即使體重有效減輕了，順利瘦下來，看似解決了問題，但腸胃消化道被切去了一大半，日後對身體不能說沒有負面影響。

以往曾遇過因罹患胃癌，手術切除部分腸胃道病灶的患者，雖然幸運保住一命，但是消化道縮短了，食量變小，食慾也變差，以致營養攝取不足，整個體型變得比手術前更削瘦。

因此，接受過腸胃道手術治療的肥胖患者，雖然順利瘦下來了，因為肥胖帶來的疾病也獲得改善，但必然留下消化道健康的隱憂，未來的日子必須比一般人更加注重保養，才能維持得來不易的身體健康。

◎肥胖成因，中西醫看法不謀而合

話說回來，中醫學理認為，肥胖問題在脾，以現代西醫的說法來講，就是腸胃消化道系統出問題。一旦脾的系統運作失常，人體內的脂肪水分便無法自然代謝出去，大量累積的結果，於是形成肥胖，這與現代西醫的看法不謀而合。

中醫典籍記載，肥胖的人喜歡吃甜食及肥厚食物，導致體內水分脂肪代謝失調，造成痰濕體質，因此必須以健脾去濕的方法來改善。這裡中醫所稱的「痰」，可不侷限於你我口中的痰，而是泛指人體內不該存在的半流質物，比如說脂肪。應該早點排出體外，不該留在體內的「痰」大量堆積，於是肥胖就形成了。

不過，現代中醫卻發現，健脾去濕的做法雖然有一定程度的減重效果，但效果卻很有限，門診常常有許多患者，健脾去濕的藥方吃了一陣子，減了2、3公斤後減重效果就停滯不前。

後來現代中醫研究才明瞭，原來還必須要把肥胖患者的情緒、內分泌及年紀等因素列入綜合考量，作為減重治療的參考，如此設計出來的減重法，效果才會提昇，減重的瓶頸才能順利化解。這如今已成為中醫減重門診最常用的辨證方法。

◎中醫減重四大優點

前面介紹了中醫減重的策略，主要是利用有效的中藥方劑來調理個人易發胖的潛在體質，然後再利用穴位埋線加強調理體質的功效，最後把握體質調理的過程，患者飢餓感減少、食慾降低的時機，適時透過衛教，指導患者正確的飲食控制，三餐規律正常、晚上不碰澱粉類食物，及每天睡足7小時以上等簡單易行的方法，來達到減重的目標。

這樣系統層次分明的中醫減重法，與其他減重法相較，顯示有許多優點。

優點一：多面相減重成功機率高

依據我多年門診經驗分析，中醫減重的成功機率極高，9成以上的肥胖患者都能達到理想的減重效果，而且成功減掉10公斤以上的例子比比皆是。中醫減重法之所以成功機率相對較高，主要歸功於它採取多面相的雞尾酒減重策略，它將三種策略靈活運用，相輔相成，創造出三者相加大於三的成效。

中醫治療肥胖，先以辯證論症的方式，研判肥胖患者屬於何種肥胖症型，同時將患者情緒、內分泌、年齡等個人特殊生理狀況，納入綜合考量，提供能有效改善的中藥方劑讓患者服用，以調理易發胖體質。患者在體質調理的同時，也完成體重減輕的目標。

中醫以其特有的經絡學說為基礎，利用穴位埋線持續穩定刺激穴位，來強化中醫調理體質、治癒疾病及止痛的療效。經過現代醫學的研究證實，穴位埋線確實具有調整內分泌系統，促進新陳代謝的功效。

穴位埋線能調節肥胖者的自律神經系統，使之趨於平衡，能抑制大腦下視丘功能，阻斷下視丘釋放飢餓訊息，降低腸胃蠕動的速度，減少飢餓感，讓肥胖者不容易覺得飢餓，而自然減少進食量。穴位埋線能抑制消化系統亢進，延緩餐後胃部排空的速度。

通常肥胖者空腹時的醣類及胰島素偏高，皮質醇及腎上腺素偏低，醣類代謝出現異常。腎上腺素及皮質醇能加速脂肪分解，促進脂肪代謝，而胰島素則反而會抑制脂肪分解，促進葡萄糖轉變為脂肪。

臨床研究證實，肥胖者接受穴位埋線後，血糖及胰島素明顯下降，醣類代謝異常的情況改善了，腎上腺皮質素及皮質醇的作用提昇了，體內脂質的代謝就會增強。

在中藥方劑及穴位埋線的聯合治療下，肥胖者的飢餓感自然降低，食量自然減少，神經安定了，不再動不動想暴飲暴食，發洩情緒壓力，原本對大部分肥胖者來說難如登天的飲食控制，也變得簡易可行了。

中醫減重指引患者實際可行的飲食控制方法，培養患者正確的飲食習慣。患者不用陷入天人交戰的心理掙扎，輕鬆就能做到飲食控制的要求，不僅實行意願高，成就感高，持續下去的機率也高，瘦身成功的機率可高達九成以上，減重變得更有效率，瘦身之後人也更有自信。

優點二：減重過程中患者也變健康了

坊間絕大多數的減重法常強調可以在短時間內讓體重減少幾公斤，腰圍瘦下幾公分，來凸顯其減重法多有效，但這些減重法背後潛藏多少健康風險，卻很少有人關心。

中醫對減重的概念正好相反，中醫一定強調先調理體質，體質調理好，身體健康，代謝正常了，自然就會瘦下來，肥胖引起的各種病痛也會跟著改善，甚至治癒。

常（長）榮中醫原本並沒有減重的治療項目，可是每天看診的這麼多病人當中，所患疾病跟肥胖有關的就占了大多數，讓我深刻感受到，唯有幫助這些肥胖患者減重，才能治癒糾纏他們多年的病痛，才能真正還給他們一個健康的身體，健康的人生。就這樣，常（長）榮中醫經過慎重的評估及鑽研過後終於推出減重療程。

我記得，門診曾收治一名日本知名拉麵連鎖店的老闆，體重破百，長久以來飽受高血糖、高血脂等困擾，健康狀況一直不穩定，來台期間經由朋友介紹，接受中醫減重療法。隨著體重慢慢減輕，血糖、血脂指數也降低了，讓他在日本的醫師相當驚奇，驚呼是什麼方法這麼有效。而困擾他多年的頭痛、鼻子過敏，也通通不藥而癒。

許多身材肥胖的女病患，都有不孕的苦惱，接受中醫減重療法瘦下來之後，體質變好，竟然一個個都順利懷孕，小孩一個一個生，也因此，每年診所都會收到堆積如山的滿月蛋糕和油飯，雖然很為患者開心，但也相當煩惱，這麼多的蛋糕油飯要怎麼消化掉？因為員工都怕胖。

接受中醫減重療法的患者，有的腰痛消失了，手麻的問題也改善了；罹患慢性肝炎的患者，肝功能指數也慢慢恢復正常；三天兩頭感冒的患者，變得不容易感冒了；動不動就雙腿水腫，或是2、3天解不出大便的患者，都因為接受了中醫減重療法，症狀幾乎都消失不見了。

中醫減重法使用的穴位埋線，其實療效並不侷限於減重，舉凡內科、婦科、痠痛科等方面的疾病，治療成效都非常好。許多腰痛、坐骨神經痛的患

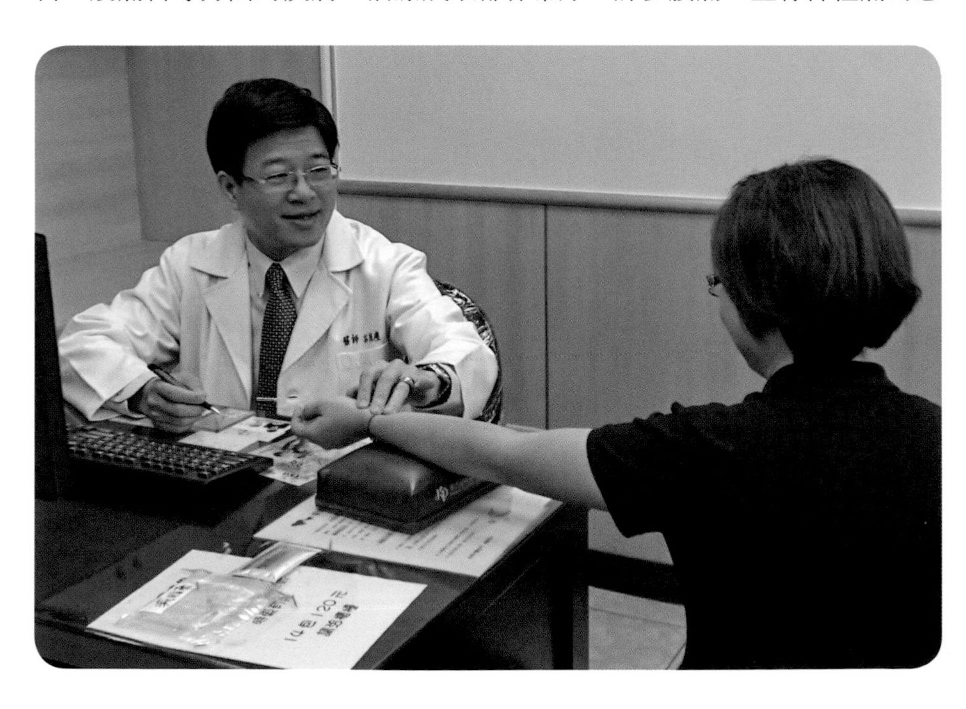

者，接受穴位埋線治療神經痛，意外讓體重減輕，使得腰部神經壓迫減少，讓疼痛改善更快，滿意度都非常高。

而最讓我引以為傲的是，國內幾家知名醫學院的院長，都來常（長）榮中醫接受減重治療。其中一位院長因為多年肥胖，已有輕微心肌梗塞的狀況，接受中醫減重療法後，血壓、血脂全都下降。這些院長個個都是在西醫領域長期鑽研的醫療專家，他們深刻體悟到西醫仍有不足之處，最後轉而求助中醫，肯定中醫在減重治療上的成效。

優點三：成功減重後不易復胖

忍耐源源不絕的食慾，運動到渾身痠痛無力，千辛萬苦瘦下來，最怕體重又回復到原點，想要只靠少吃多動來減重，似乎沒想像中那麼容易。美國加州大學洛杉磯分校副教授曼恩（Traci Mann）曾追蹤觀察採行節食法的減重者，結果發現四成的受試者復胖的肥肉比甩掉的多！

人的體重很難隨心所欲地改變。身體會很自然地根據脂肪量、基礎代謝率、飲食總熱量、運動量來設定出安全體重，若你開始節食減肥，身體會將體重減輕視為重大危機，馬上降低「瘦素」的分泌，大腦收不到瘦素的訊號，驅動你旺盛的食慾，並大幅降低基礎代謝率，讓你餓得發狂，逼得你不得不結束節食。

更討厭的是，一旦你吃下太多食物，身體對安全體重的設定點就會提高。美國賓州醫學院體重與飲食失調中心主任威登（Thomas Wadden）說，當身體開始配合更高的體重，就會再次調整基礎代謝率，開始捍衛新的體重，讓復胖後的脂肪更難消失。

近來歐美女星流行吃「蘑菇」減重。其實，不論是蘑菇、香菇、金針菇或是杏鮑菇，都有豐富的纖維質與蛋白質，能增加飽足感，減少吃下更多熱量。但是「蘑菇減重法」就和只吃高蛋白質飲食或蘋果等單一飲食減重法一樣，因為不合乎人性，很少人能持續下去。

還有一些肥胖患者，為了想快一點瘦下來，而選擇激烈斷食法，或是採取嚴格的低熱量飲食，甚至服用強效減肥藥，雖然初期能見效，不過一旦達到想要瘦下來的體重之後停藥，或是結束激烈的節食方式，身體的基礎代謝率又重新調整，結果就是復胖，甚至比減重前更胖的案例相當常見。歸咎減重失敗且復胖的原因，也是因為不合乎人性。

中醫減重法考量到人性的需求，透過衛教方式教導肥胖患者採取簡單易行的飲食控制方式，不需要刻意只吃什麼，或是不吃什麼，而是建議患者要吃對時間，三餐要正常飲食，澱粉類食物只在早午餐時候吃。這樣的建議幾乎都不太受到患者的抗拒或是質疑。

至於肥胖患者旺盛的飢餓感及難以抗拒美食的誘惑，中醫就交由中藥方劑及穴位埋線，透過調理體質的方式來降低。患者不需要在餐桌前天人交戰，痛苦掙扎，食慾自然就會降低，只要配合什麼樣的食物在什麼時候吃就好了，美食一樣也不少吃。

透過中醫減重法，患者的飲食習慣變好了，吃得健康又營養，體質改善了，體內的廢物都代謝掉了，身上的水腫也跟著消失，自然瘦得快，也能減輕身體的負擔。患者健康的飲食習慣養成之後，不需刻意提醒，自然而然就而然就能持續進行，即使將來瘦到了理想的體重，也不會想改變，如此一來，要復胖也難。

優點四：安全又有效

肥胖患者為了如願瘦下來，什麼道聽塗說的方法，什麼危險的減重產品都願意嘗試，毅力雖然可佩，但也常讓人捏一把冷汗。我診所每天來看診的病人這麼多，但總會一直被問一些老問題，例如「如果我光吃肉，都不吃澱粉，會不會瘦？」，我總會半開玩笑地回答，「一定會瘦，但是會死得比較快！」

大口吃肉不吃澱粉，這樣的減肥方法就算會瘦，久了也會吃出問題。每天吃下超過身體需要量的蛋白質，身體無法貯存，就必須靠肝臟和腎臟來分解代謝，排出體外，就會造成肝腎的沈重負擔。

高蛋白飲食的肉類、奶類，含有大量磷酸根，攝取多了會帶走骨骼中的鈣質，從尿液中排出，增加骨質疏鬆的危險。肉類油脂通常是飽和脂肪，吃多了也會增加心血管疾病的罹患機率。澱粉等醣類攝取少了，人體脂肪酸就無法燃燒完全，或是燃燒不完全變成酮酸，就會增加酮酸中毒的危險，呼吸會感覺有異味，想吐，身體容易虛脫。

用這樣的方式減重，等於以犧牲健康做交換，開自己性命的玩笑。類似高蛋白飲食減重法的單一飲食法，我個人是最不推薦，甚至必須提出警告，一段期間內只吃單一種食物，會造成營養不均衡，嚴重消耗人體肌肉，傷害腦神經傳導物質的合成，很多都是事後難以挽救的危害，千萬不要輕易嘗試。

另外，夏天時「喝醋減肥」也很受女性歡迎，不過，醋的主要成份除了一些胺基酸、有機酸及醋酸外，還有不少未發酵完的糖分，廠商為了增加口感，還會添加調味劑及糖。市售一瓶100cc的醋酸飲料熱量就有50大卡，和汽水、可樂、啤酒等飲品不相上下，喝多了，當心減重不成反增身體負擔。

許多減重者最津津樂道的高纖低熱量飲食減重法，是以穀物、蔬果、豆類當主食，但研究發現，一次超過160克的大量纖維，會加快食物通過腸胃消化道的速度，以致食物中的維生素、礦物質等營養成分根本來不及被消化道吸收。且這種長期只吃低熱量食物的減重法，還會使身體基礎代謝率下降，使減重的速度反而變慢。

中醫減重法不是利用藥物的副作用來減重，坊間的減肥藥往往「減得了一時，減不了一世」，而且藥物副作用對身體的傷害更難以估計。中醫減重法首重調整易胖體質，身體哪邊不足了，就調理哪裡，哪裡太過了，就加以宣泄。透用泄臟腑的中藥治療之下，造成肥胖的各種病因消除了，減重更有效率，患者的健康狀況也跟著改善。

許多採行中醫減重成功的患者，一段時間後做健康檢查，都發現體檢報告上的紅字愈來愈少，可見中醫減重法確實比其他減重法來得安全又有效。而且，即使患者每週來看診，每一回的治療方式都會依據患者在看診當下的身體狀況做調整，或是用不同的中藥，或是在不同穴位上埋線。完全不同於其他診所使用多種套餐式藥包，一直輪流開給患者服用，甚至連開藥的醫師都不了解套餐裡的藥物內容是什麼，患者到這種診所減重，就要自求多福了。

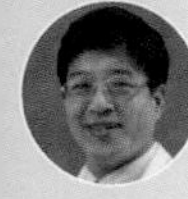

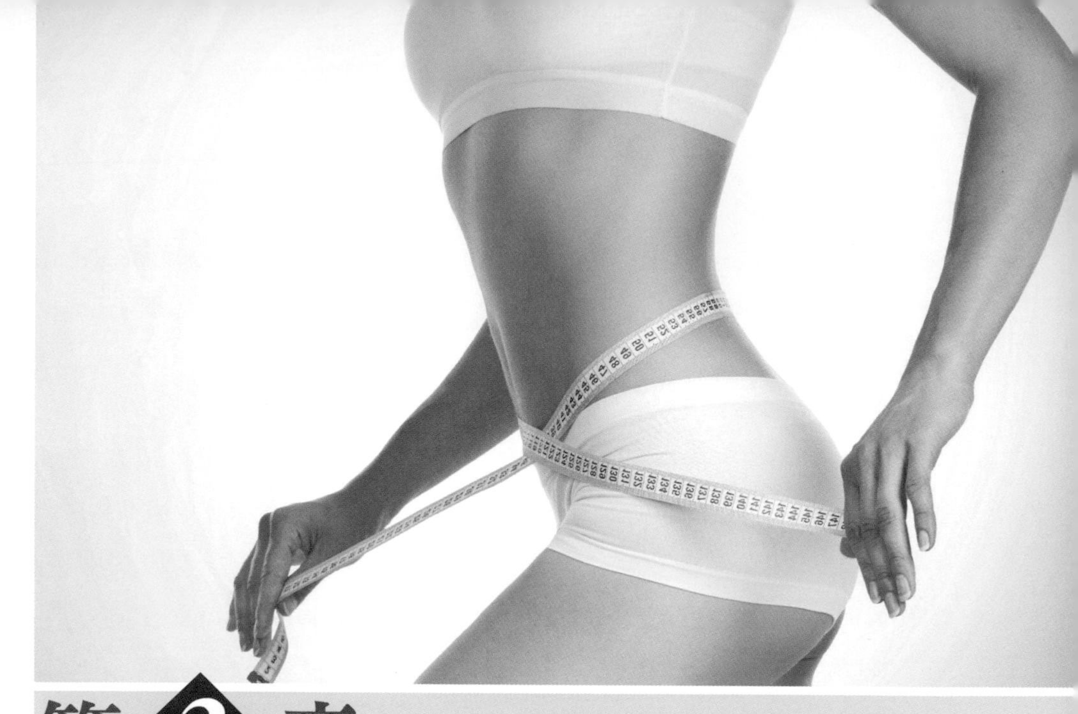

第3章

關於減重，聽聽中醫師的看法

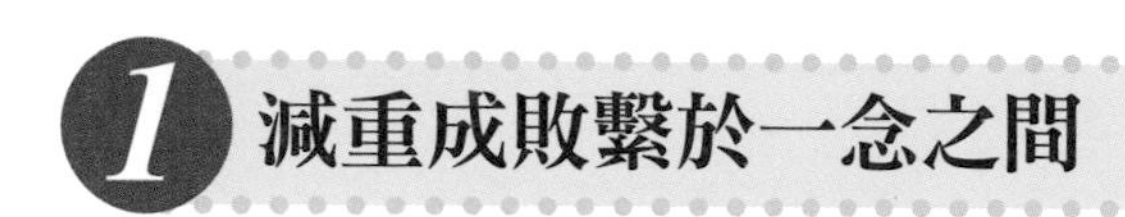

1 減重成敗繫於一念之間

◎減重成為全民運動

國人熱愛減重，國際聞名。一項針對全球56個國家所進行的跨國性大調查，結果顯示，在台灣有超過六成的人表示自己正在減重，這個數字在所有接受調查的國家當中高居第一。這項調查顯示，56個國家的受訪者平均有五成三自認體重過重，其中台灣自覺體重過重的就高達六成，更有66％表示自己正在減重。

事實上，依據國民健康署提出的建議，身體質量指數BMI值超過27才需要減重，但卻有很多年輕女性BMI值根本不到19，卻自認太胖，想盡辦法減重，甚至尋求不適當的減肥方式。

有些民眾減重方式為絲毫不吃澱粉等特定食物，或是只吃蔬菜水果，再搭配非常激烈的運動，結果換來的是營養不均衡，加上運動過度，造成新陳代謝速率變慢，人整天變得昏昏沉沉，即使短時間內瘦下來了，卻傷害了健康。

減肥成為全民運動，每年坊間的減肥產品不斷推陳出新，名人間流傳的減重法也時時在更新。雖然這些令人眼花撩亂的減肥產品或是減重法，未必真的能讓人的體重穩定減輕，但多數人似乎都覺得無傷大雅，依然樂此不疲。其實，錯誤的減重法暗藏健康危機，有的日後甚至成為埋下疾病的遠因，想減重的朋友千萬不可等閒視之。

◎國內外藝人減重方法五花八門

根據媒體報導指出，出道多年的台語歌手張小姐，從20幾年前就開始力行減肥，減肥的理由無他，就是在演藝圈裡，肥胖真的比較吃虧。她接受訪問時表示，早年出道時，肥胖帶來很多不方便，在鏡頭前看起來非常臃腫，和其他藝人一起站在舞台上，根本無法得到觀眾青睞，還要忍受主持人不斷拿她肥胖的身材做文章，辛酸只能往肚裡吞。

出道後曾有知名瘦身中心找她代言，那時候靠著瘦身中心調配的減肥餐及體雕課程，她的體重從原本的68公斤一下子瘦到48公斤，不過，卻在停藥後沒多久，很快又胖了回來，想要瘦下來，難度越來越高。所幸透過朋友介紹，後來她選擇了健康的方式減重，搭配飲食控制，規律睡眠、作息以及運動，終於順利慢慢地瘦下來。

而某嫁給人氣職籃球員的藝人，私底下相當熱愛跳國標舞。根據媒體報

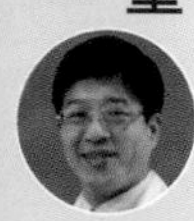

導，日前這位女星為了在國標舞比賽中能有更好的表現，想快速瘦出好身材為自己加分，採取了吃減肥藥搭配瘋狂練舞的激烈方式減重，雖然在18天內如願從59公斤瘦到53公斤，不過身體卻在快速減重後出現狀況。還好後來她利用工作空窗期，重新調整了飲食和生活作息，養成了每天健身的習慣，一年半後終於成功甩肉15公斤。特別是在食物的挑選上，只吃看得見食材原貌的東西，對於肉乾、香腸等加工食品則敬謝不敏，油炸食物也絲毫不碰。

而一般減肥者最怕吃到的澱粉食物，她卻一點都不忌諱。她認為，如果不吃澱粉，肚子就會餓得快，反而想吃更多零食點心。因此，她每餐會吃一個拳頭大小的蒸地瓜、糙米或麵條，而多數麵包因為添加很多奶油，所以不列入考慮；至於午餐及晚餐，她則吃1份肉類搭配2份以上蔬菜，份量皆以1個拳頭大小為單位。

成功減重後，她曾在媒體表示，現在的她只喝水和黑咖啡，想吃甜點就挑哈密瓜、芒果等糖分高的水果取代，加上不抽煙不喝酒，早睡早起，固定運動等好習慣，讓她體重一直穩定保持在48公斤，不再復胖。

不只國內藝人，國外案例也不勝枚舉，但優劣各有不同。人氣紅透半邊天的好萊塢女星葛妮絲派特洛，擁有結實腹肌，體態窈窕讓人幾乎看不出她已屆40歲，但她卻表示，自己並非麗質天生，全都靠後天積極努力，才能維持性感身材。

葛妮絲派特洛在剛生完第二胎時身材發福，為了恢復產前的纖瘦體態，找到了瑪丹娜、珍妮佛羅培茲等女藝人最愛的健身教練崔西安德森，在她的協助下，透過運動加上飲食控制雙管齊下，成功找回產前好身材。

葛妮絲派特洛曾對媒體說，這幾年來她已養成每天定期到健身房運動的習慣，還會利用零碎時間多活動，不搭電梯改走樓梯，或是傍晚時在住家附近爬爬小山，散散步，維持心肺功能及肌肉彈性。而她也認為，女性的體重本來就容易受到內分泌影響，特別是在生理期時，變重是自然現象，不需要太過斤斤計較。如果每天都要為了一點點體重變化而心情起伏不定，實在沒有太大意義。

許多減重者為了保持身材，忍痛拒絕一切愛吃的食物。葛妮絲派特洛卻學習掌握減重的正確觀念，在飲食節制與放縱之間取得平衡，在努力運動、清淡飲食之餘，還是會為自己留點享受美食的空間。她強調，人生畢竟還是需要有點屬於自己的嗜好，才能更有動力過生活。

靠著健身操DVD在台灣掀起瘦身風潮的韓國塑身女皇鄭多燕，雖然已經47歲，卻依然擁有23吋的小蠻腰，體重一直保持在49公斤。誰都想像不到，婚後生過兩個孩子的她，體重一度逼近75公斤，身體健康拉警報，後來在醫師的建議下才開始減肥。減肥成功的鄭多燕將自己的瘦身經驗公開在網路上，還推廣自創的健身操，立即在韓國引起廣大迴響。

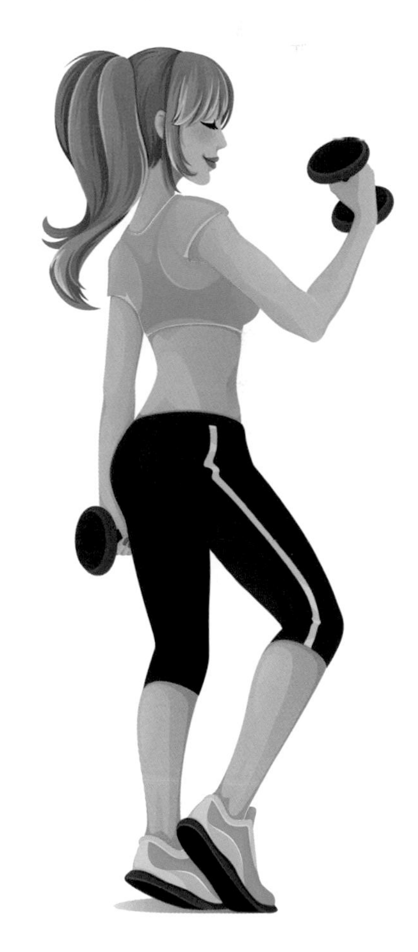

鄭多燕曾在接受採訪時說，除了運動，她並沒有特別限制飲食，甚至一天吃6餐。不過她也強調，一天6～8餐的重點在於消除空腹感，將每天3餐的進食總量，分配在6～8餐裡，維持這個飲食習慣可以讓胃縮小，進食總量持續減少。只要減重的過程沒有飢餓感，自然也不會累積壓力。

此外，她也強調優質睡眠的重要性。她曾向媒體表示，優質的睡眠能修復受損細胞，是讓身體轉換至瘦身模式不可或缺的關鍵。如果睡前胃裡還有未消化的食物，就會強迫內臟運作，降低睡眠品質，因此，晚上吃東西時一定注意時間，也要確認吃下的食物是否有助於內臟休息，她建議，可以選擇攝取蛋白質與纖維質，但絕對不能吃碳水化合物與脂肪。

這些例子都告訴我們，能夠在健康的狀態下進行減重是最重要的。但多數人都會有惰性，如果體重控制這麼容易，就不會有那麼多胖子了。所以很多患者都問我，為什麼這麼難？要維持好身材好辛苦。我總是告訴他們，其實並不難的，一開始可以藉由中醫減重的方式來打破既有的身體不良狀態，之後再健康的瘦下來。讓健康的觀念及方法來維持好身材，但在瘦下來的階段，如果你真的還是沒辦法靠自己的意志力跟持續性，還是讓中醫師來幫你吧。我們也知道肥胖不是一天造成的，但只要找對方法並堅持，終究大家還是可以像上述例子一般，擁有夢寐以求的好身材。

◎如何挑選好的減重醫療服務

我從小在漁村長大，看到很多貧病的人無力就醫，終致造成生命折損，很是感慨，於是夢想能為這些人做點有意義的事，而行醫就是一條途徑。因而我捨棄家族事業，毅然從醫，也因為對中國傳統國粹有著莫大的熱情，所以選擇從事中醫。

對於我的決定，很慶幸父母對我的理解與支持，但對於我的選擇，他們給我三點教誨，至今，我始終銘刻在心，那就是：注重交友關係，鼓勵孩子追求目標，誠實且不能不勞而獲。由於父母的開明，讓我能勇敢追逐自己的夢想，才能有今日的小小成就。常（長）榮中醫診所在我與團隊的用心經營下，目前有新北市中和、台北市吉林路，及最新加入的桃園三家分院，由超過20位專業醫師團隊組成。

而會專注在中醫減重這個領域，是因為多年來幫助許多過重的患者改善因體重控制不良所造成的身體疾患，因此，才發想結合中醫及埋線技術為患者控制體重，由於成功案例非常多，之後口耳相傳，患者接踵而至。近年來，中醫減重因為成效卓著加上醫療過程沒有痛苦，重要性在各界逐漸受到重視，而其優勢就是協助患者以預防醫學的中醫角度，來控制體重、調理身體，且在健康的中藥調理下達到體重控制的目的。

診所的患者除了來自全省各地，因中醫減重名聲遠播，也讓許多國外人士慕名前來診所徹夜排隊，其中包括日本、美國、歐洲、香港、新加坡、大陸、韓國等地遠來的病患。

在常（長）榮中醫，患者和診所的醫師及工作人員像朋友家人一般，醫者不是僅為了醫病，更是醫心，這裡不同於一般醫療院所的冰冷，而是充滿人與人之間的溫暖。就連患者之間也在這裡找到許多朋友，他們共同的目標就是讓生病的人得到健康、沒信心的人重建信心、生活挫折的人也開始學著調適，也因為這群人，一點一滴地累積出常（長）榮中醫的口碑。

常（長）榮中醫在體重控制方面每年都投注相當多的經費及人力研發，所用的藥品及產品都是品質最好的，對於藥材更是不惜成本，儘管在這個物價飛漲，醫療產業混亂的時代，仍堅守品質管控，絕不降低標準，對於這些，患者

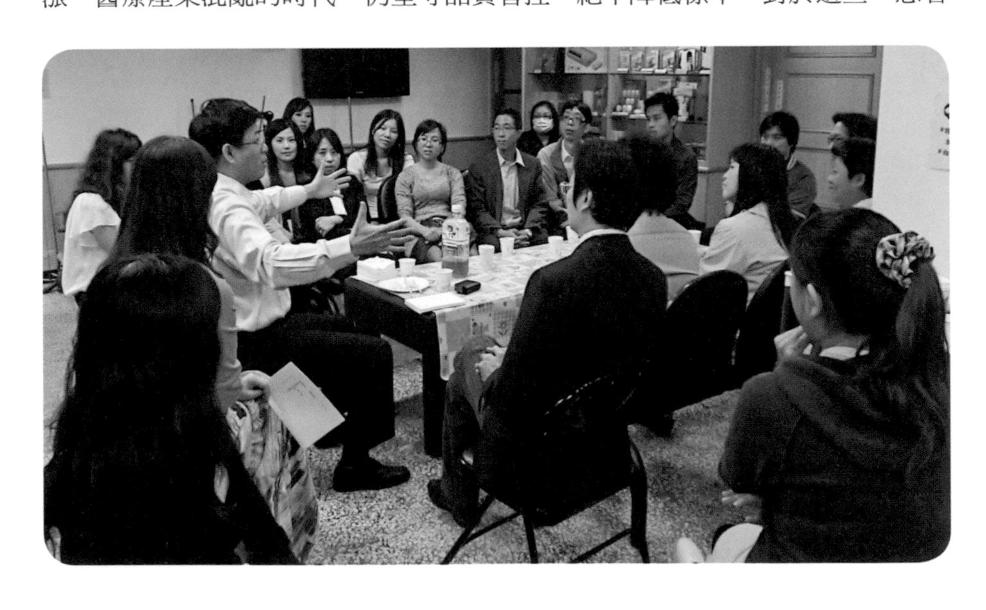

也都看在眼裡，而給我們很好的反應及回饋。

而除了病患的支持，我過去協助培養許多中醫師在各種疾患的診治，甚至有國外的醫師要求來學習相關專業，這是一件非常可喜之事，有助國人更了解如何配合中西醫治療來改善健康，對中醫界來說，也是很重要的一個突破。

就一家優良的中醫診所來說，專業的醫師群對病患的醫療照顧是非常重要的。而要進入常（長）榮中醫的醫師都經過相當多的考驗，需要具有專業知識背景，要有豐富的經驗，通常還需要過人的體力跟耐心，更要有愛心。看診之外，這些醫師也經常聚會研討患者的病況，也常相互學習，更參與許多醫療研習，並經常受邀演講。我也經常受邀在中醫師研習會或是肥胖醫學會、老人醫學會等場合演講，許多各界的醫師都想要了解常（長）榮中醫到底是如何將中醫的治療更加提升。這是非常好的現象，中醫界教學相長，可以讓中醫更加蓬勃發展。

上述所言不在為常（長）榮中醫宣傳，只是將一家正派且用心經營的中醫診所必須具備的條件加以說明，而這也正是病患在選擇一家看診醫院時最需要注意的事。常（長）榮中醫診所目前主要的醫療業務包含以下項目：

1.中醫體重控制：各種體重控制療法，肥胖症、理想體重調理。

2.埋線減重：安全減重埋線、身體雕塑。

3.女性豐胸：中醫豐胸埋線、中醫豐胸食療、中醫豐胸調理。

4.筋骨酸痛：痠痛埋線、痠痛治療、五十肩、關節痛、運動傷害、拉傷、坐骨神經痛、挫傷、頸椎痠痛、撞傷、肩膀痠痛、手麻、關節痛、肩頸痛、骨頭痠痛、腰痛、坐骨神經痛、扭傷、關節炎、肌肉酸痛、腱鞘囊腫。

5.男性腎科：男性問題、男性身體調理。

6.轉大人：青春期男女成長激發。

7.皮膚科：異位性皮膚炎、青春痘、蕁麻疹、濕疹、中醫美容、各種皮膚病診治。

8.更年期、一般婦科：婦女疾病、月事不順、經痛、月經異常、白帶、婦女內分泌及代謝、不孕症、貧血、子宮肌瘤、更年期障礙、更年期健康促進。

9.一般內科：體質調整、睡眠障礙、睡眠治療、排便不順、消化道疾患、腸胃機能疾病、十二指腸潰瘍、呼吸道疾病、流行性感冒、耳鼻喉疾病、過敏性鼻炎、支氣管炎、咳嗽、氣端、慢性肝炎、糖尿病、高血壓、心臟病、腦血管疾病、手腳冰冷、腎臟與泌尿疾病、免疫系統疾病、神經痛、自律神經失調、性功能障礙、腦神經衰弱、頭痛、小兒食慾不振。

講了這麼多常（長）榮中醫診所的狀況，主要是要告訴大家，看診前您要選擇一位醫德很好、認真的醫師。雖然乍看之下似乎每個中醫師都可以輕鬆幫病患減重，其實不是的，因為減重的用藥是非常複雜的。經常看到不同患者到某中醫診所看病，卻發現使用的藥物都是一模一樣，這不禁讓我擔心，難道這些患者體質都一樣嗎？不然怎麼會都用一樣的藥呢？不該是這樣的，醫者要用心研發各種適合減重患者的配方，這一點從用藥就可以輕易看出。這位中醫師

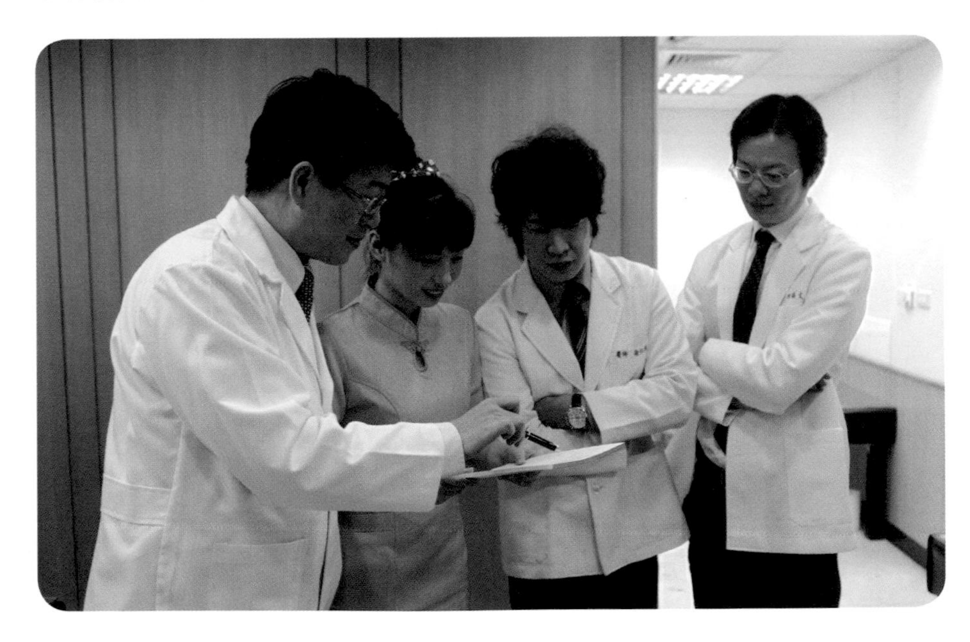

用心嗎？你只要去看兩次就知道了。

另外，埋線更是重要，真正認真的醫師會針對患者的身型去調整，常常患者一躺上診療床，我就已經想好她未來的身材該如何雕塑。因為美麗的女生該擁有好的曲線，這真的需要有經驗的醫師認真來好好想一想，這樣的醫師才是值得尊敬的醫師。

2 這麼做，減重注定要失敗

◎減重會失敗全因觀念錯誤

在得知許多名人減肥失敗的慘痛經驗之後，一心想減肥的朋友對於坊間五花八門的減肥藥及減重產品，或是坊間流傳的各種減肥法應該心生警惕，提高警覺。而韓國塑身女皇鄭多燕個人成功瘦身的經驗談，則可讓想減重的朋友重建信心，減肥之路艱辛，但只要用對方法，持之以恆，還是可以戰勝脂肪！

打開購物頻道，總會看到號稱新一代的減重產品，瀏覽人氣網路部落格，一定少不了最新流行的減肥方式受到熱烈討論。新上市的減肥保健食品常標榜著臨床試驗減重效果多麼驚人迅速，或是透過藝人、模特兒當產品代言人、愛用者，公開分享產品減重效果。至於網路盛傳的最新流行減肥法，更少不了成功變身案例，受到廣大民眾津津樂道，成功引起話題。

然而，想減重的朋友應該都質疑過這些減重食品、減重產品以及減重法的減重效果，若真如宣稱的那樣有效，為何身邊總是減重失敗的人多？瘦身成功的人少？其實，道理誰都能理解，只是大多數減重失敗的人不願意誠實面對自己減重觀念錯誤。

例如，有些減重失敗者歸咎於個人遺傳體質天生就是易胖，吸收能力太好的緣故；有些人即使很積極節食，很認真運動，卻還是瘦不下來，便自認是年紀大，身體代謝能力變差，沒有當瘦子的命；還有一些熱衷減肥的人則相信，一定是自己熱量控制做得不夠徹底，吃得太多，運動又不夠激烈，無法消耗掉吃進去的熱量，所以一心投入更嚴苛的減肥計劃當中。

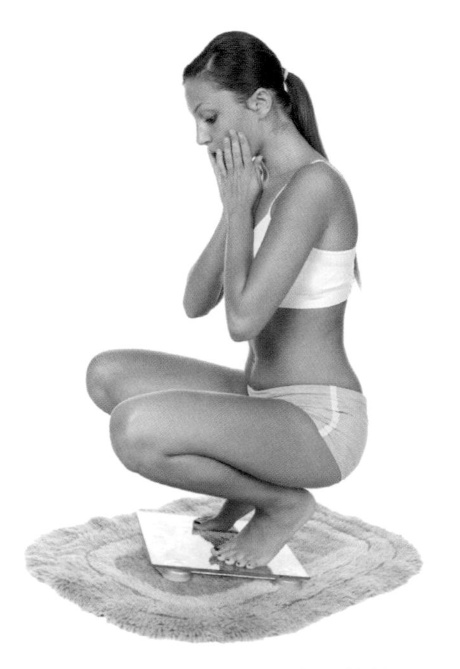

這些人絕大多數都陷入減肥失敗的惡性循環當中，錯誤的減重觀念讓他們難以擺脫越減越重的悲慘命運，瘦下來這樣宛如天堂般美好的新人生期待，很可能最後慢慢轉變成地獄般恐怖的心理折磨。就算有些人不覺得痛苦，更樂在其中，但減重對他們來說，已經失去了保健的實質意義，而變成一種自我強迫行為。這樣缺乏健康目的的心理習慣，很可能讓自己置身於殘害了身體健康卻不自覺的風險當中。

即使時代在變，想減肥的仍然大有人在，而隨時不斷翻新的減肥藥、減肥產品以及流行減肥法，充其量不過是利用長久以來，多數人最常抱持的幾個錯誤減重觀念來借題發揮，借屍還魂。唯有破除這些錯誤的減重觀念，誠實面對自我，進而改變錯誤的減重方法，才有機會跳脫減重失敗的無間地獄，踏出成功減重關鍵的第一步。

究竟有哪些根深柢固的錯誤減重觀念，長久以來害人不淺，卻又在網路上如同蟑螂一般難以消滅呢？

◎錯誤減重觀念（一）：斤斤計較卡路里

首先，第一個需要被破除的錯誤減重觀念就是斤斤計較卡路里。許多減重專家或減重達人老是耳提面命說，想要減肥成功，第一步就是要做好控制熱量攝取。這個說法幾乎無懈可擊，受到所有減重者的肯定，原因無它，就是在絕大多數肥胖者的生活經驗裡，的確普遍都吃下太多東西，吃得太豐盛又太營養。

再加上美食對多數肥胖者來說，無疑是人生最大的享受，要求他們節制飲食，等於剝奪他們生活裡最愉悅的心靈寄託，其帶來的心理煎熬誰都撐不久，也正因為如此，節制飲食通常很難長久持續，實行的困難度隨時間越來越高，所以更加深了就是因為沒有貫徹控制熱量攝取，所以才瘦不下來的錯誤迷思。

觀念導正：熱量攝取過高、過低都有損健康

確實，醫學臨床研究顯示，攝取熱量太高對健康有害無益，舉凡癌症、糖尿病、高血壓、痛風等疾病，都和過多攝取高熱量、高油脂飲食有關。長期吃這類食物，容易造成肥胖，肥胖的女性雌激素分泌也會比較多，罹患乳癌的機率就會升高，確實應該加以控制才對。

只不過，熱量控制的方法相當繁複，需要考慮到個人的基礎代謝率，日常活動所消耗的熱量，還要計算每天所吃下的熱量，光是計算這些數字，就讓人頭昏眼花。雖然有方便計算的表格及公式可以參考，然而每天吃到的食物種類都在變化，每天進行的活動也有所不同，若真要一一確認並以分析加總，將是一項艱鉅又浩大的工程，很少人能有耐性長久堅持下去。

有些減重者可能認為不見得非要把數字算得那麼精確，只要掌握盡量少吃多動的大原則，也能達到減肥的目標。不過，通常抱持這樣想法的人，很大比例都會走向嚴苛飲食控制，傾向將每天攝取的熱量控制在人體基本所需之下。這些人相信，唯有這樣，才有機會動用到體內消耗不掉的脂肪燃燒熱量，才有機會消除肥胖，瘦出窈窕身材。

另外，每天將攝取熱量控制在人體基本需求之下的做法，常帶來不少副作用。若人體長期處於攝取熱量過低的狀態，身體為了節省能量來供給心跳、呼吸等生理基本需要，會開始消耗肌肉蛋白質轉化成熱量，而肌肉量減少，會進

一步降低基礎代謝率，加上我們每天攝取的熱量並不會直接變成肌肉，而是轉化成脂肪，反而讓體重不降反升。

如果長期攝取熱量過低，會導致營養不良，造成身體機能下降，最常見的症狀就是膚質及氣色變差，開始掉髮，女性還會出現月經失調的情況。有些肥胖者只吃低卡高纖的蔬果，完全不碰其他種類食物，更會造成氣喘無力，身體冰冷的情形。這樣的減肥方式，還沒達到瘦身目的，身體就先「整組壞了了」，根本得不償失。

事實上，針對飲食無度、暴飲暴食的肥胖者而言，控制熱量攝取確實是理想的健康處方。只不過，對其他人來說，太過嚴格的飲食控制反而會危害健康，即使身體沒變壞，也可能對進食產生恐懼，引起厭食症。其實，只要培養正確的飲食習慣，均衡攝取身體所需的五大營養素，不必斤斤計較卡路里，也能達到減重目的。

◎錯誤減重觀念（二）：只吃特定種類的食物

第二個錯誤的減重觀念其實與第一個有關，就是為了減肥只吃特定種類的食物。這種減肥法之所以廣受歡迎，就是因為熱量攝取控制的減肥方式實在太難成功了，於是有人就把腦筋動到食物種類上。如果只吃某一類型的食物就能瘦下來，不用隨時計算吃進去多少熱量，也不用擔心要做多少運動才能消耗這些熱量，這樣的減肥方法豈不更容易實行。於是各式各樣吃特定種類食物的減肥法就在肥胖者間開始流行起來。

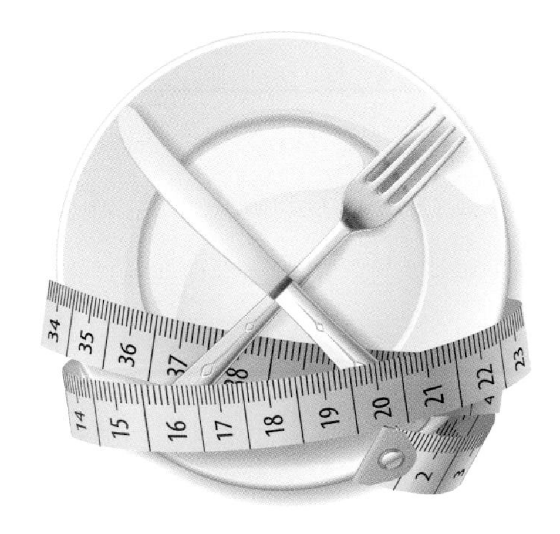

吃特定種類食物的減肥法，有的號稱具有科學根據，有的則只是以訛傳訛，最後變成大家盲從跟進。臨床

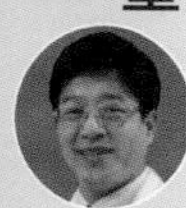

實驗證實，節食法並非人人適用，也並非人人都一定有效。至於以訛傳訛，沒有科學根據的節食法，往往有名人成功瘦下來的見證做支持，信者恆信，但背後可能隱藏著更多減肥不成，反而損及身體健康的慘痛案例，值得進一步分析探究。

觀念導正：超低熱量與代餐減重法需有專業指導

首先，臨床證實有效的節食法包括超低熱量減重餐、代餐減重法以及低升糖飲食減重法。

一位身型豐腴的藝人曾經因為身材日益失控，於是靠著每天只吃一包餅乾，喝維他命水及喝湯的「飢餓減肥法」，在7個月內成功甩掉20公斤。可惜好景不常，體重只維持了半年，農曆年期間大吃大喝，身材終究打回原形，又變回臉圓雙下巴及大象腿。

這位藝人有心減肥，但卻無法控制口腹之欲，肆無忌憚享受美食的結果，5個月下來共復胖15公斤，體重來到70公斤，直逼她「顛峰」時期的75公斤，更不幸的是，三高和脂肪肝都找上了她。她所採取的飢餓減肥法，其實就相當類似超低熱量減重法。

超低熱量減重餐主要是吃流質食物，一天只攝取大約正常人一餐的熱量。而「代餐減重法」，顧名思義就是吃代餐包取代正餐。這些代餐包大多標榜高纖，含有多種營養素，熱量卻非常低，可以提供飽足感，同時又可以降低熱量攝取。

嚴格地說，只吃流質食物或是吃代餐包的減重方式，主要是針對BMI值大於30，且體重超出標準30%～40%以上的肥胖者所設計，並不適合一般人進行，而且實行前最好先諮詢醫師，在醫師的指導下進行。超低熱量減重餐建議只實行1～2週，不要超過1個月，而代餐減重法建議只實行1～3個月，並且只能取代3餐中的1餐，不能3餐都吃代餐包。

值得注意的是，除了醫院裡專業營養師所設計的代餐食品外，市面販售的代餐包的成份大多欠缺安全衛生的保障，暗藏營養不均衡的問題，有些甚至添加強調可增強減重效果的不明成分在其中，可能有損健康，選購時最好張大眼睛。

低升糖飲食減重法原本是糖尿病患者的飲食控制方式。醫學研究證實，升糖指數的高低與人體胰島素的分泌多寡有密切關係，因此，患者攝取低升糖飲食有助避免血糖快速升高，維持血糖穩定。

由於低升糖飲食可以減少飢餓感，降低胰島素分泌，減少脂肪堆積，因此特別適合想要減重的人進行，尤其是外表看起來不胖，體脂肪卻高得嚇人的肥胖類型，長期吃低升糖飲食能有效降低體脂肪，改善肥胖狀態。

至於食物的升糖數值如何判斷，目前在國民健康署或各大醫院的衛教網站，都能找到參考表，不妨多加利用。幾個簡單的判斷方法如下，可供參考。

基本上，含纖維質高的食物，升糖數值都比較低。例如，蔬菜水果的升糖數值通常低於蛋糕、麵包，越成熟的水果升糖數值越高，食物煮得越熟爛升糖數值也越高，像是稀飯的升糖數值就比乾飯來得高。

除了上述這三種減重法具有一定的科學基礎，並且有特別適應的對象之外，坊間其他強調吃單一類型食物就能快速減重的瘦身法，幾乎都對身體健康有程度大小不同的危害，一心想減重的朋友千萬不要盲目追隨。

以下介紹一些不當的減重方式及其可能造成的負面效果：

1.吃肉減重法：肝、腎負擔沉重

談到單一類型食物快速減重法，就讓人聯想到紅遍兩岸三地的歌手周先生，日前他在宣傳新片時大方展示6塊肌，同時公開自己在2個月內瘦下8公斤的魔鬼瘦身絕招，就是吃無鹽牛排配海鮮。

2011年時周先生參與好萊塢電影《青蜂俠》演出之後，曾經一度體重成長許多。根據媒體報導，周先生的減肥餐裡，一般人愛吃的牛排與海鮮都沒少，唯一不同的地方就是牛排與海鮮都是以無鹽、無醬的方式烹調，然後搭配水煮青菜，就能吃得豐富又飽足。相信許多減重者在看到他亮出令人讚嘆的腹肌和人魚線時，都不禁想仿效他使用的瘦身絕招，每天靠多吃海鮮和肉類來減重。

這種被稱為「吃肉減重」的瘦身方式並非現今才有的創新模式，其實美國早在1970年代就開始興起，它是由一名醫師透過《飲食革命》一書所提倡，文中倡導醣類是造成肥胖的元兇，應該嚴格限制醣類攝取，而以脂肪和蛋白質食物來取代。一旦醣類攝取減少，身體就會轉而燃燒脂肪及蛋白質來補充熱量，所以能在短時間內達到快速減重的效果。

雖然吃肉減重法自流行以來，一直不乏廣大的支持者，不過因為實行吃肉減重法而引起不良後遺症的案例也一直沒少過。醫學研究陸續發現，想靠大量吃肉類取代醣類食物的減肥方式，確實會對身體健康產生相當大的負面影響。

首先，由於人體無法貯存過多的蛋白質，一旦攝取過多，人體勢必得將多餘的蛋白質排出體外。肝臟必須將蛋白質中氨基酸的氨基去除，再把氨基轉化成尿素，交由腎臟排出體外。長期大量吃高蛋白質食物，就會形成肝、腎沈重負擔，在得不到休息的情況下，總有一天會罷工。

其次，肉類、蛋奶類等高蛋白質飲食普遍含有大量的磷酸根，會與人體骨骼中的鈣質結合，經由尿液排出體外，所以如果長期只吃大量高蛋白飲食，將增加罹患骨質疏鬆的機會。肉類富含膽固醇及動物飽和性脂肪，長期大量食用，將提高罹患心血管疾病的風險。

更讓人擔憂的是，吃高蛋白質食物而不攝取醣類食物，人體在燃燒脂肪時少了醣類，脂肪酸就無法完全燃燒，燃燒不完全的脂肪酸就會變成酮酸，需要補充大量水份，才能藉由尿液排出體外。一旦減重者水份攝取不夠充分，就有發生酮酸中毒的危險，會出現呼吸有異味，並會有想吐、身體虛脫等不良反應。

2.高鈣飲食減重法：恐有結石後遺症

高鈣減重法的原理為人體內的鈣含量降低時，會分泌促進脂肪生成及貯存的激素，所以只要提高體內鈣質含量，激素分泌就會受到抑制，脂肪生成減少，燃燒速度加快，進而達到減重目的，尤其瘦小腹的效果特別好。

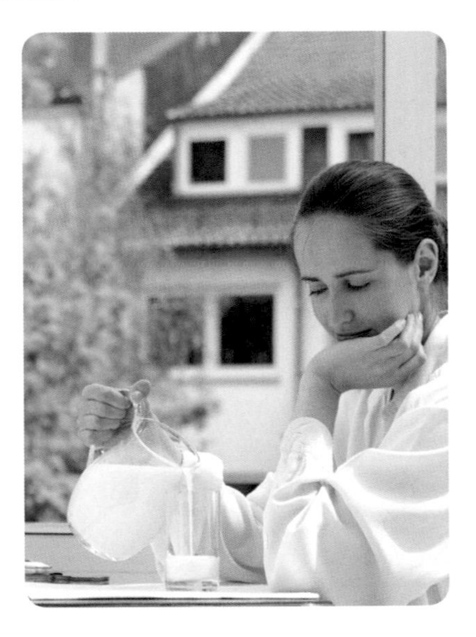

由於牛奶中含有豐富鈣質、蛋白質、八種必需胺基酸、維生素以及礦物質等營養素，所以成為高鈣飲食的首選。不過，鑑於牛奶富含乳脂肪，建議選擇低脂、脫脂牛奶或是優酪乳較理想。

值得注意的是，衛生福利部建議國人每日鈣質攝取1000～1200毫克，由於長期鈣質攝取過量可能引起結石後遺症，不論哪個年齡層的人，鈣質補充都不應該超過上限 2500 毫克。

當然，以健康的角度來說，並不建議三餐只喝牛奶或優酪乳，不吃其他食物，以免營養不良。而且除了奶類食品，還有許多食物也是理想的鈣質來源，例如動物性的吻仔魚、小魚乾、帶骨的魚罐頭、乾蝦米、牡蠣，以及植物性的豆腐、豆乾、黑芝麻、海帶、紫菜、九層塔、芥藍菜、莧菜、金針及高麗菜乾等，不僅能攝取到鈣質，也能吸收到各種礦物質及纖維素，瘦身又兼顧健康。

3.喝醋減重法：當心攝取過多熱量

喝醋減重法也是坊間流傳歷久不衰的減重法之一，其主要的原理是醋含有大量胺基酸，一方面能促進新陳代謝，加速膽固醇分解，另一方面能活化脂肪酶，提昇脂肪分解效率，特別是喝醋後進行有氧運動，燃脂效果加倍。

由於醋能促進腸胃蠕動，幫助體內廢物毒素排出體外，可有效改善便秘。醋也能刺激血液循環，緩解手腳冰冷的症狀。此外，醋能提高胃酸分泌，幫助鈣質吸收，特別是用醋來烹調魚和蔬菜，能預防飲食中的鈣質流失。

烹調時加點醋，可取代少許鹽，鹹味一樣不變，有助降低鈉鹽攝取。每天用15毫升的醋來烹調，就能防止鹽分攝取過量，造成水腫。醋還能延長食物在胃部逗留的時間，這樣食物就能充分消化，慢慢進入腸道，有助穩定血糖值。

值得注意的是，大部分的醋都是以穀物、水果、酒粕或是糖蜜為原料，經過發酵釀造而成的，最後產物含有一些胺基酸、有機酸、糖分及醋酸等，因此熱量並不低。一般減重者最愛飲用的水果醋飲品中，廠商為了提昇口感，添加不少人工調味劑及果糖漿。小小一瓶100cc，熱量也有約 50大卡，不輸汽水、可樂及啤酒，若當飲料經常喝，難保不會因為吃下過多糖分而發胖。

4.蘋果減重法：復胖風險高

絕大多數造成肥胖的飲食類型都有幾個共同特徵，除了高糖分、高油脂，還有纖維質含量普遍都過低，因此基於健康考量，都建議肥胖者應攝取高纖維飲食。然而若是為了快一點瘦下來，三餐只吃高纖維飲食、不吃其他種類食物，就有違健康原則了，即使短時間內可以瘦下來，也可能造成營養不良的問題。

高纖維低熱量飲食減重法主要以穀製品、蔬菜、豆類和水果等高纖維食品為主食，由於纖維不能被身體吸收，所以提供的熱量極低，又能增加飽足感，照理來說，應該算是理想的減重方式。然而，一般採取高纖維飲食減重法的減重者並不因此而滿足，為了讓瘦身效果早一點到達，往往選擇單一高纖維食物取代三餐飲食，長時間只吃這一種食物，最為人熟知的就是蘋果減重法。

蘋果減重法的主要原理是，蘋果熱量低，吃再多也不會超過一般人每天正常生活所攝取的熱量，而且蘋果含纖維質，容易有飽足感，所以三餐只吃蘋果，體重減輕的速度會加快。由於蘋果屬於高抗氧化食物，短時間內只吃蘋果對健康危害比較小，因此蘋果減重法被公認為最簡單易行的減重方式。

比較主流的蘋果減重法建議三天內只吃蘋果，搭配喝水或無咖啡因飲料，但並不鼓勵連續吃一週或一個月以上，而且實行第三天後，必須慢慢恢復正常飲食，以免發生營養不良的後遺症。恢復正常飲食的過程必須循序漸進，先從稀飯、青菜、瘦肉、豆腐等比較營養、熱量較低的清淡食物開始，避免吃太油、太甜等食物，千萬不要因為受不了飢餓而大吃大喝。

蘋果減重法強調要多喝水，主要是因為三餐只吃蘋果無法攝取到鹽份，而鹽具有保水作用，三餐都吃蘋果，可能造成身體輕微脫水。也正因為如此，蘋果減重法減掉的體重當中，有一部分其實是水份喪失，一旦恢復正常飲食，身體重新攝取鹽份，身體組織留住水份的功能又再度發揮，體重可能又會反彈回升，實際減掉的脂肪並不如預期，減重效果降低。

5.寒天減重法：易引發酮血症

前幾年在日本大為盛行的寒天減重法也流行到台灣來。所謂「寒天」，就是從龍鬚菜、石菜花或鹿角菜中提煉出來的藻膠，屬於水溶性纖維，在腸道內能吸收比體積大250倍的水份量而膨脹，產生飽足感，還能促進腸胃蠕動，幫助排便順暢。水溶性纖維還能吸收膽固醇及膽汁酸，隨糞便排出體外，所以有降低膽固醇的功效。

不過，光吃寒天及喝水，雖然可以快速瘦下來，但卻會引起胃酸過多，導致胃痛，攝取過多也會引發酮血症及低血糖的後遺症，千萬不要輕易嘗試。比較理想的方式是，寒天加入一般飲食中降低熱量攝取，提昇腸胃消化代謝功能，比只吃寒天的方式更兼顧健康及減重的效果。

6.斷食減重法：當心身體機能衰退

斷食減重法起源於佛教，強調透過減食及斷食的方式，達到排出體內毒素，淨化體質，療癒疾病的功效，在實行上，相當類似前面提過的低熱量飲食減重餐。斷食減重法的原理是，停止進食超過半天到一天，人體就會燃燒肝醣、體內多餘的脂肪以及血管壁上的膽固醇，達到減重的效果。

斷食法並非如字面上顯示的那樣，一下子什麼都不吃，或是一天只吃一餐。比較符合健康原則的斷食法是循序漸漸，從減少日常飲食中的高糖分、高脂肪、高膽固醇食物攝取開始，改吃未經加工的蔬菜水果等天然食物，並禁止菸酒、碳酸飲料或辣椒等刺激性食物，接著進入只吃超低熱量食物，提供人體最基本的營養需求的不完全斷食階段，最後再進入不吃任何固體食物的完全斷食階段。斷食3～7天後，再恢復進食。

斷食法的飲食類型設計變化多樣，不過和前面提過的低熱量飲食減重餐一樣，必須經由專人指導，監督整個過程，而非自己依樣畫葫蘆，否則可能引起身體機能衰退、精神不濟等不良後遺症，造成還沒達到健康目的，就先損害了身體健康。

◎錯誤減重觀念（三）：拼命做激烈運動

現代人生活便利，上高樓有電梯，出門有車輛代步，不論工作或是在家，都是坐著不動的時間多，起身活動的時間少，運動機會少了，四肢及身上的肌肉都鬆垮垮的，沒有什麼力量，常常稍微搬一下重物，或是提東西走一段路，就感覺全身癱軟需要休息。

這時若發現自己身材過胖，需要減肥，往往直覺就是該少吃點東西，多做點運動，如果意志力抵抗不了旺盛的食慾，在天人交戰下選擇填飽肚子後，只好硬著頭皮做運動來消耗吃下的熱量，彌補吃下多餘食物的罪惡感，於是運動越做越激烈，時間也越來越長，直到身體實在吃不消，最後一點體力都用盡了，才感覺對減重有了一個交代，才敢安心休息。

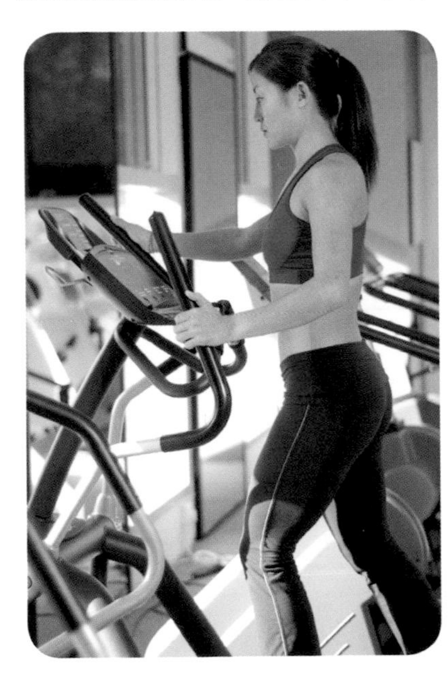

然而許多肥胖者起初以為，既然剛才運動這麼激烈，應該消耗掉不少熱量了吧！既然如使，等會兒多吃一點東西應該沒關係，反正下次再多運動一下，就可以消耗掉了！正是這樣的想法，讓許多肥胖者在激烈運動後體重不減反增。

很多人平常沒有運動習慣，等到變胖了才在假日拼命做激烈運動，或是特別抽空做激烈運動，這樣的運動方式不但不會變瘦，反而可能傷害到身體。畢竟體內的脂肪不是一朝一夕造成的，運動瘦身的效果也不會一朝一夕就出現。想要靠運動減肥，首先就要有正確的運動觀念，選擇正確的方式，想藉由一時的激烈運動瘦下來，只會適得其反，使得未蒙其利反受其害。

一般人常見的錯誤運動觀念有二，首先是運動時間太短，其次為突然大量運動。從生理角度來看，正常情況下，當人體開始運動，前30分鐘主要消耗醣類來取得熱量，超過30分鐘後，才消耗體脂肪，而大多數沒有運動習慣的人，往往運動不到30分鐘就感到體力耗盡，無法繼續下去，這時體脂肪才剛開始要分解就被迫停止，當然達不到減重的效果。

且平時若沒有運動習慣的人，突然做大量運動，這時人體對氧的需求量會急速增加，心臟卻無法及時提高血液輸送量來運送氧氣，身體就會呈現缺氧狀態。在缺氧的情況下，人體只能靠分解醣類來釋放能量，而需要氧氣才能分解的脂肪，就無法應急，這時運動根本達不到減重的功效。

尤其在身體缺氧狀態血糖降低，大腦就會釋放出飢餓的訊號，旺盛的食慾一來，往往難以克制大吃大喝，反而吃下更多熱量，體重當然不減反增。值得注意的是，平常沒有運動習慣的人突然進行激烈運動或運動量超出身體負荷，容易引起肌肉發炎，造成噁心想吐的不良副作用，因此，運動應以循序漸進為原則，才能發揮減重及保健的效果。

◎錯誤減重觀念（四）：以為自己遺傳肥胖體質

每次在「吃到飽」的餐廳中看到肥胖的爸媽，帶了幾個同樣肥胖的小孩坐一桌吃飯，總會不厚道地認為，餐廳會被他們吃垮掉。研究顯示，肥胖會遺傳，肥胖的父母，其子女肥胖的機率比一般人高，但這不代表肥胖的父母一定會養出肥胖的兒女。同樣地，即使父母身材並不肥胖，但卻養出肥胖兒女的情況其實並不少見。與其說，父母將肥胖的基因遺傳給兒女，造成兒女肥胖，倒不如說是父母將造成肥胖的飲食習慣傳給兒女，導致兒女肥胖。

尤其，現代父母仍習慣以食物當成獎賞，作為獎勵子女的工具，在街上、賣場，常可以聽到家長對孩子說：「要是你乖就買漢堡給你吃」、「如果你聽話，就買汽水給你喝」，這類父母寵愛小孩的方式就是滿足他們吃零食的慾望。

一般父母用來當作獎賞的食物，不外乎高糖分、高油脂、口味重的速食、甜點及糖果，久而久之，就會養成孩子吃這類食物的偏好，未來孩子擺脫不了吃這類食物的習慣，以致小時候胖，長大更胖，想要減肥，格外困難。

有專家整理了幾個容易導致肥胖的飲食習慣，肥胖朋友如果發現自己和家人都有這樣的習慣，那麼想要減重，最好先戒除這些習慣，才有可能成功減重。

1.常常光臨「吃到飽」的餐廳：在「吃到飽」的餐廳用餐，容易吃下過多的熱量，培養出過食的習慣，未來將成為減重的一大阻力。

2.習慣邊看電視邊吃東西：看電視習慣吃高熱量的點心零食，搭配高糖分的飲料或啤酒，不知不覺就會吃下大量熱量，累積大量脂肪。

3.偏重吃高油、高糖分、重口味的食物：父母喜歡吃紅燒蹄膀、炸雞腿，喜歡吃重鹹重甜或麻辣口味，小孩子三餐跟著吃，不變胖也難。

4.常常熬夜，不喜歡吃蔬菜水果：許多父母習慣晚睡，難免要吃宵夜，小孩子跟著吃，就容易發胖；父母飲食若偏好肉類，少蔬果，孩子很難養成吃蔬果的習慣，久而久之，也會成為發胖的原因。

◎錯誤減重觀念（五）：認為自己年紀大且代謝能力差

許多人到了更年期之後才發胖，發胖的原因很簡單，就是身體代謝能力變差，若這時還保持壯年時的飲食習慣，食量保持一樣，就算不多吃，也容易發胖，一旦發胖，就容易引發代謝症候群，增加罹患慢性疾病的風險，例如心臟病、高血壓、中風及糖尿病。

一般來說，人體基礎代謝率會在18歲時達到高峰，過了25歲後逐漸下降，尤其進入40歲後，雌激素分泌減少會使基礎代謝率更明顯降低，而基礎代謝所消耗的熱量更占了身體熱量的六至七成。這就是為什麼女性一過更年期，即使吃得少也會發胖的原因。因為雌激素與體脂肪代謝有關，雌激素減少，就容易堆積脂肪。

◎錯誤減重觀念（六）：以為禁食空腹就會瘦

韓國知名的減重達人鄭多燕曾在電視上表示，許多人相信不吃就能瘦，其實大有問題。她指出，想要瘦得漂亮，就要拋開減肥魔咒，絕對不能採用節食或禁食的方式來減重。因為採取禁食的減肥方式，就算成功瘦下來，最後還是要與自己旺盛的食慾對抗，一旦意志力崩潰，敗給食慾，啟動了暴飲暴食開關，幾乎沒有人能逃得過復胖的命運，因此，消除空腹感才是重點。

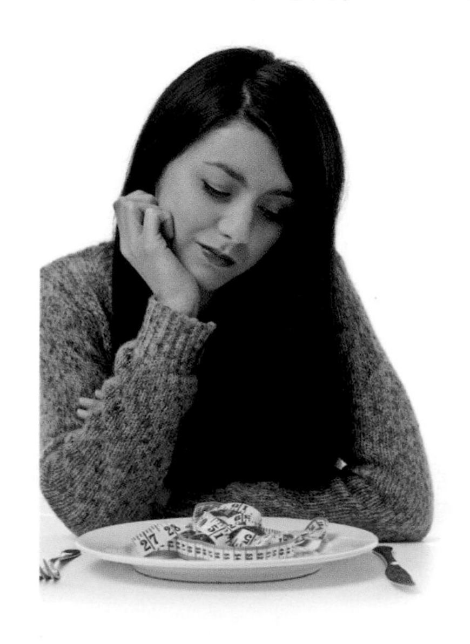

值得一提的是，由於過度的空腹感會讓身體感受到生存危機，拚命儲藏更多體脂肪，退化成熱量消耗率變差的超低代謝體質。另一個危機則是，空腹會形成壓力，導致大腦疲勞，需要更多營養素來消除疲勞，反而更無法理性控制住旺盛的食慾。二者交互作用之下，只要吃一點東西都會轉化成脂肪，最後形成很難瘦下來，又十分容易發胖的體質。

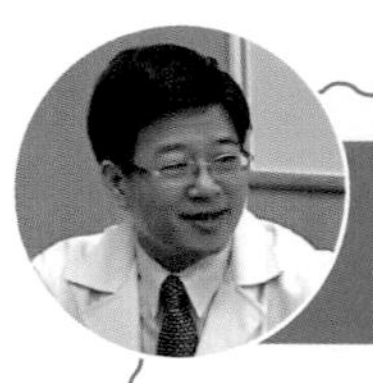

更年期男女提升新陳代謝能力六大方法

雖然隨年紀增長，新陳代謝的速率會下降，但並非年紀大就一定免不了發胖，也並非年紀大發胖了，就沒有機會瘦下來。以下是幾個有助更年期男女提昇新陳代謝能力的方式，提供想減重的更年期男女參考。

❶ 多做有氧運動

有氧運動能將氧氣帶到全身各部位，提昇新陳代謝率，有效燃燒脂肪。

❷ 多喝水

水份能幫助體內毒素及廢物排出，一天飲用8杯水的人，代謝能力比飲用4杯水的人更好。

❸ 喝綠茶或烏龍茶

茶飲能持續刺激人體新陳代謝，綠茶及烏龍茶都有溶解脂肪，加速新陳代謝的功效。

❹ 不要節食

節食除了造成營養不良，還會讓身體降低基礎代謝率，吃再少都會轉成脂肪貯存下來。唯有均衡的飲食，才能提高身體代謝能力。

❺ 鍛鍊出肌肉

人體在休息狀態仍會燃燒熱量，而肌肉量多的人比肌肉少的人消耗更多脂肪，因此不妨多做運動，鍛鍊核心肌群，就能提高基礎代謝率。

❻ 泡熱水澡或洗溫泉

泡熱水或洗溫泉可以促進血管收縮擴張，刺激汗腺排汗，去除肌膚老廢角質，加速新陳代謝。應注意，每次泡澡不宜超過15分鐘，若有皮膚病或心臟疾病，也不適合常泡澡。

3 中醫減重健康又持久

減重的成敗，繫乎一念之間。減重之所以失敗，完全是由於錯誤的減重觀念所致。在一一揭開了坊間盛行的各種減肥法背後的神祕面紗，以及暗藏在背後讓減重注定失敗的錯誤觀念，與可能對身體健康帶來的危險之後，民眾對於正確減重應有更完整的了解。

從臨床看來，中醫減重療法既兼顧健康，更無上述減肥法所產生的副作用，且合乎人性，不必忍飢挨餓，對抗旺盛的食慾不必絞盡腦汁，也不必斤斤計較卡路里，想減重的朋友大可以正常飲食，因為中醫減重療法可以健康又有效的雕塑體態。

中醫透過調理體質、穴位埋線以及加強衛教，指導患者飲食控制等三大策略，可以幫助肥胖者達到減重的目的。中醫依據個人體質，將病患先區分為久坐少動一族的脾虛濕阻型肥胖、食慾旺盛的青少年胃熱濕阻型肥胖、壓力沈重的都會粉領族肝氣鬱結型肥胖，以及銀髮族脾腎陽虛型肥胖等四種主要症型，再從中對症下藥，先求身體健康，再求減重塑身。

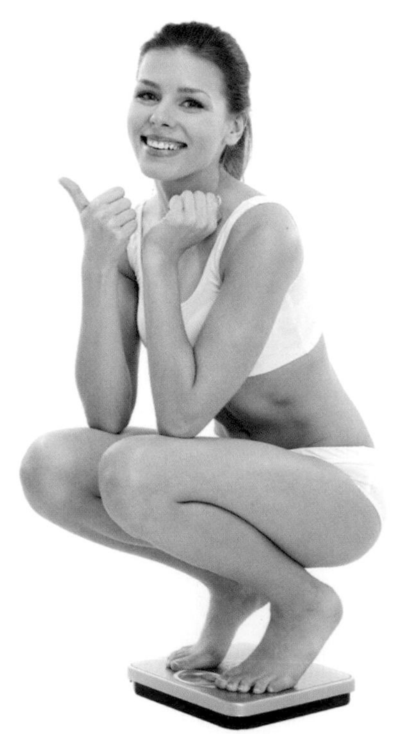

中醫透過中藥調理肥胖體質，利用穴位埋線增強效果，降低旺盛食慾，增加飽足感，提昇新陳代謝能力，安定神經，讓健康的身體自然燃燒體脂肪，而非透過不自然又帶有危害健康的方式，短時間內快

速瘦下來但很容易又復胖。

在調理肥胖體質後，食慾降低，此時輔以衛教指導患者，讓飲食控制更容易實行。由於中醫飲食控制並非強人所難地對熱量錙銖必較，而是灌輸正確的飲食觀念，搭配規律的作息、充足的睡眠、適度的運動，以建立良好的生活習慣，不僅具體可行，一旦達到理想體重後，這些良好習慣將成為體重維持源源不絕的動力，一點都不會感覺吃力、有壓力，因此接受中醫減重療法，幾乎很少復胖。

◎上醫治未病，中醫調理體質改善肥胖

中醫強調「上治未病」，深信所有的肥胖問題在人體中都有跡可尋。唯有系統有邏輯地找出病源，加以診治，才能徹底解決惱人的肥胖，同時根絕肥胖可能帶來的各種慢性疾病的困擾。這就是所有坊間盛行的減肥法中，所欠缺的全人健康的預防醫學概念，這也說明了中醫減重療法為何能如此健康又有效來達到減重塑身的目的。

此外，不論哪一種減重法，都會遭遇減重的停滯期，而坊間盛行的減重法對停滯期幾乎都無計可施，而且為避免實行時間過長，影響身體健康，最好暫時停止，往往讓減重者失去信心，放棄減重，開始大吃大喝，最後導致復胖。

中醫減重法雖然也會遭遇停滯期，卻能針對不同減重階段出現的各種體質問題，持續調整，打破停滯期，讓代謝能力提昇，提早結束停滯期。從門診經驗發現，減重停滯期最常發生在減少4～5公斤、9～10公斤、14～15公斤等階段，只要持續接受中醫使用不同藥物及穴位埋線方式調理體質，都能順利縮短停滯期，體重再度開始減輕，讓患者重新恢復減重的信心，拋開自暴自棄的心態，也中止了造成復胖的危機。

即使過去誤信坊間盛行的減肥法，以及錯誤的減重觀念，導致瘦身失敗，一再復胖，只要回過頭來接受中醫減重療程，也能重新實現瘦出窈窕體態的美

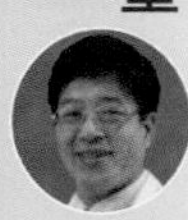

夢。因此，曾減重失敗的朋友千萬不要沉浸在灰心的情緒當中，只要誠實面對自己的錯誤，選擇健康又有效的中醫減重療法，一樣可以雕塑完美的身型，開啟自信的人生。

以下透過幾個接受中醫減重療法後成功回復窈窕，開創人生第二春的具體案例，讓讀者對中醫減重有更多了解。

◎中醫減重療法，瘦出健康好氣色

在知名外商公司擔任行政工作的周小姐，為了在接待客戶的場合外型看起來更搶眼，看了流行雜誌的建議，決定採取高纖維飲食減重法，三餐只吃蔬菜水果，不吃米飯麵類，也不吃肉類來減肥。雖然如願在1個月內體重減了10公斤，但長期只吃蔬果的結果，變得面有菜色，白天經常體力不支，精神不濟。

最後周小姐身體實在吃不消，高纖維飲食減肥只維持了2個月，就不得不放棄。沒想到恢復正常飲食的她，雖然很克制食量，沒有大吃大喝，但是感覺只要吃一點東西，體重就增加很快，彷彿吃一碗白飯就會胖0.5公斤。

要好的同事見周小姐減肥減得這麼辛苦，又輕易復胖，私底下建議她接受中醫減重療法，才知道讓她快速復胖的元兇，就是為了減肥只吃蔬果這種錯誤的減重觀念。如今周小姐不必刻意減少食量，不必刻意挑食偏食，1個月就順利瘦回原來的體重，她決定繼續接受中醫減重療法，有信心不久後一定能瘦出健康與窈窕。

◎產後身材臃腫，中醫減重輕鬆瘦身

在大學擔任教職的劉小姐個性開朗，喜歡運動，但體型仍顯肥胖，為了讓身材變得苗條一些，她每天固定運動1、2個小時，但運動後飢餓難耐，她總習慣到街上買小吃或便當解決民生問題，以致體重不動如山，幾乎沒什麼變化，減肥陷入瓶頸。

在經常一同運動的好友建議下，劉小姐接受中醫減重療法，重新建立正確的飲食觀念，運動後選擇營養均衡、蔬果份量充足的飲食，搭配中藥及穴位埋線協助調理體質，很快消除了水腫，肌肉變結實，體重也減輕了，運動起來更輕盈，更愉快。

專職主婦蕭太太，體態明顯白嫩，平日活動量不大的她，產後變胖想減肥，卻礙於必須親自哺乳，擔心節食會造成乳汁分泌不足，加上哺乳後經常飢餓難耐，結果不知不覺培養出一天吃5餐的習慣，體重一發不可收拾。一次與鄰居聊天，她得知產後一年是減重黃金期，於是趕緊報名了中醫減重療程，靠著中藥和穴位埋線等雙重作用，竟然讓她的食量奇蹟似的越來越小，恢復正常。看著產後腰圍的贅肉、兩腿水腫日漸消退，蕭太太又驚又喜地說，中醫減重療法最讓人滿意的一點是不必挨餓就能瘦身，讓減肥變得輕鬆又開心。

◎中醫減重無須挨餓，成功雕塑小蠻腰

莊姓女大學生長相甜美，唯一遺憾就是她的「水桶腰」，看不到性感的S曲線。她最大的心願就是成為人人稱羨的耀眼名模，為了達成這個心願，她開始厲行節食，白天刻意減少食量，只吃流質食物，希望能在短時間內快速瘦身。

可惜天不從人願，白天沒怎麼進食的莊小姐，一到晚上肚子裡像在開演唱會，一直發出咕嚕咕嚕的聲響，聲音大得連路人聽到都感覺相當不可思議。由於極度挨餓，到半夜難以入睡，結果還是破了功，忍不住開冰箱，把零食全部吃下肚，令她搖頭感嘆，自己這麼辛

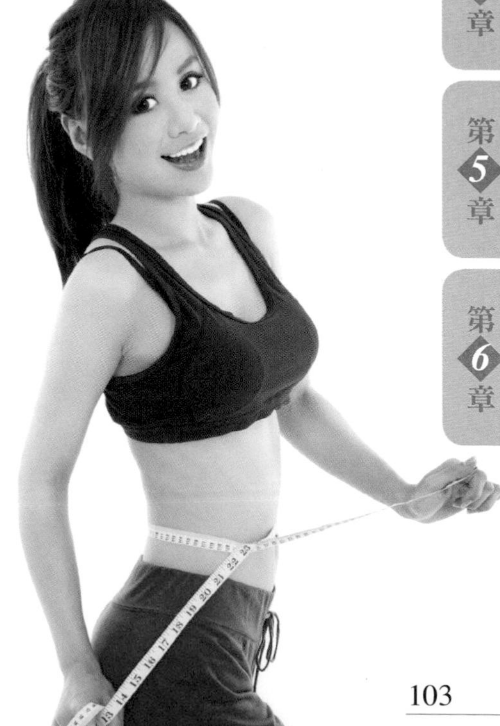

苦到底是為了什麼？

莊小姐在瀏覽網路時發現中醫減重療法不用挨餓，心動之下前來尋求協助。沒想到中醫減重不只能瘦身，還能改善水腫體質，讓她終於如願告別糾纏多年的水桶身材，雕塑出女人驕傲的S曲線，讓她有勇氣一步一步開始邁向名模之路。

◎內臟型肥胖，中醫調理降體脂

小資女「奶茶」人如其名，每天早上最愛來一杯奶茶，喚起一天的精神。為了維持好體態，奶茶晚上幾乎謝絕飲食，雖然外表看起來不胖，但體脂卻高得嚇人，屬於典型的內臟型肥胖。「奶茶」聽說內臟型肥胖容易罹患代謝症候群，未來身材難保纖細，於是選擇中醫減重療程，幫助她調理體質。

令「奶茶」意外的是，中醫減重療程相當人性，除了調理體質，也培養患者健康的飲食觀念。中醫師分析，每天早上一杯奶茶，糖分熱量高，就算三餐少吃也難抵消，這正是導致她內臟型肥胖的元兇，建議她改以無糖豆漿或黑咖啡取代。大夢初醒的她終於解開自己體脂長年居高不下的祕密，現在她晚上不必刻意節食，體脂也能輕鬆降低，讓她相當滿意。

而被同事譽為「減重模範」的張小姐，週一到週五飲食控制相當認真，但一到週末，交遊廣闊的她免不了跟朋友聚餐小酌，暢談心事，往往一頓飯吃下來體重增加0.5公斤，2頓飯增加1公斤，讓前五天刻意節食的成績完全泡湯。

後來張小姐接受中醫減重療程，不需要刻意節食，只要選擇對的時間吃對的食物，一樣可以享用美食。晚上聚餐，只要避開澱粉食物，高油脂的食材不要吃，一點都不必擔心為了減肥影響到與朋友的感情交流時間。她直呼，中醫減重真的沒負擔。

◎肝氣鬱結症型肥胖，中醫定神又減脂

就讀最高學府的男大生李同學，體力充沛，白天上了一整天的課，晚上還有精神夜遊夜衝把妹，原本以為身體操勞不會發胖，沒想到長期熬夜、睡眠不足的結果，竟造成他身材日益水腫，加上熬夜期間常吃宵夜，使得體重一發不可收拾。

在好友的建議下，他接受了中醫減重療法，才了解到多年來的便秘問題，與晚睡熬夜、睡眠不足造成身體代謝能力下降有關，加上肥胖怕熱、愛吃冰，以致於肥胖難消。後來李同學在中醫師協助下，調理體質，每天睡足8小時，改變濕熱積聚的體質，體重終於慢慢開始減輕，而且上課念書感覺更起勁。

另外，在知名貿易公司擔任業務主管的錢小姐，外表光鮮亮麗，但卻因為身材肥胖，無法穿上合身的服飾，加上長期工作壓力大，經常壓得她喘不過氣來，以致三餐總是食不下嚥，只能靠零食點心補充體力。

錢小姐接受中醫減重療程初診時顯得神情緊張，不時提醒助理人員自己工作行程很緊湊，希望能早點安排看診。這類型患者由於白天壓力大，晚上睡不好，屬於典型肝氣鬱結症型的肥胖，除了肥胖問題之外，也常伴隨月經失調等情況。

肝氣鬱結症型肥胖患者除了透過中醫調理肝氣鬱結的不良體質，安定神經，調整內分泌，還需要醫護人員主動關懷叮嚀，以緩和緊張不安的情緒。錢小姐經過中醫調理後，三

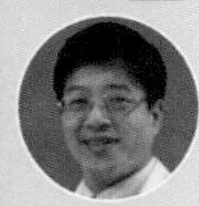

餐開始規律進食，壓力來臨想吃東西時，就選擇低卡耐咬的零食或蒟蒻，避免吃下過多熱量，形成肥胖。如今錢小姐不僅成功瘦下來，人也變得更有耐心，喜歡主動關心他人，直稱讚中醫減重不只改變了她的身材，也改變了她的個性。

◎更年期肥胖，穴位埋線療效佳

在眾多減重患者中，稱得上阿姨級的宋媽媽，本身就有糖尿病及高血壓等問題，兒女又常買她愛吃的美食回家孝敬，她也習慣將每餐的剩菜剩飯吃完，長久下來，腹部肥胖越來越嚴重，四肢水腫情況明顯。

在兒女關心下，宋媽媽報名了中醫減重療程，透過中醫調理銀髮族脾腎陽虛的肥胖體質。更年期女性由於代謝能力下降，容易產生下半身肥胖，穴位埋線對此療效十分良好，還能幫助調整荷爾蒙，遠離代謝症候群及內臟型肥胖，連因體重過重而帶來的退化性關節炎，也能明顯改善。

減重門診女性患者多，且有八成以上都是為了老公或是男友而減重。然而有趣的是，老公、男友既是女性減重的推手，也是阻礙，原因就在於女性雖然因男性嫌棄身材而決心減肥，但老公、男友如果應酬多，每天陪著吃飯、吃宵夜，想要減重，無疑是難上加難。

這類型的肥胖患者通常年紀輕、晚睡又過食，混合兩種以上的肥胖症型，並非一般減重法就能成功減重，而中醫減重是按照個人實際體質狀況加以調理，等於是為個人量身訂做專屬的塑身療程。所以，如果無法避免應酬，在陪吃飯時不妨多吃菜，多吃水果，少吃澱粉及油炸食物，一樣可以吃得盡興又不傷感情。

◎中藥加埋線，有效降低食慾

鄭小姐自幼就是個小胖子，經常肚子餓就頭昏無法思考，所以養成了肚子一餓就要大吃才滿足，心情好就要吃，心情不好更要吃，想要擺脫臃腫身材卻無計可施。後來接受中醫減重療程，透過中藥及穴位埋線降低食慾，刺激心臟提高血液輸送量，讓她成功減重。

中醫減重所謂的降低食慾，一方面是增加腸胃的飽足感，讓人吃一點就感覺飽，另一方面則是安定神經，讓心不慌，就不會產生靠吃發洩情緒的動機，二者交互作用下，就能有效減少食量，又不會因為克制飲食帶來心理壓力。醫師建議鄭小姐每天要睡足8小時，就能有效緩和心理壓力，避免心慌想吃東西。在非正餐時間若嘴饞想吃點東西，最好吃少量，有東西墊胃，就可避免頭暈情況發生。

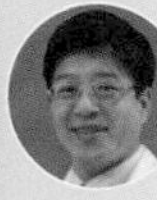

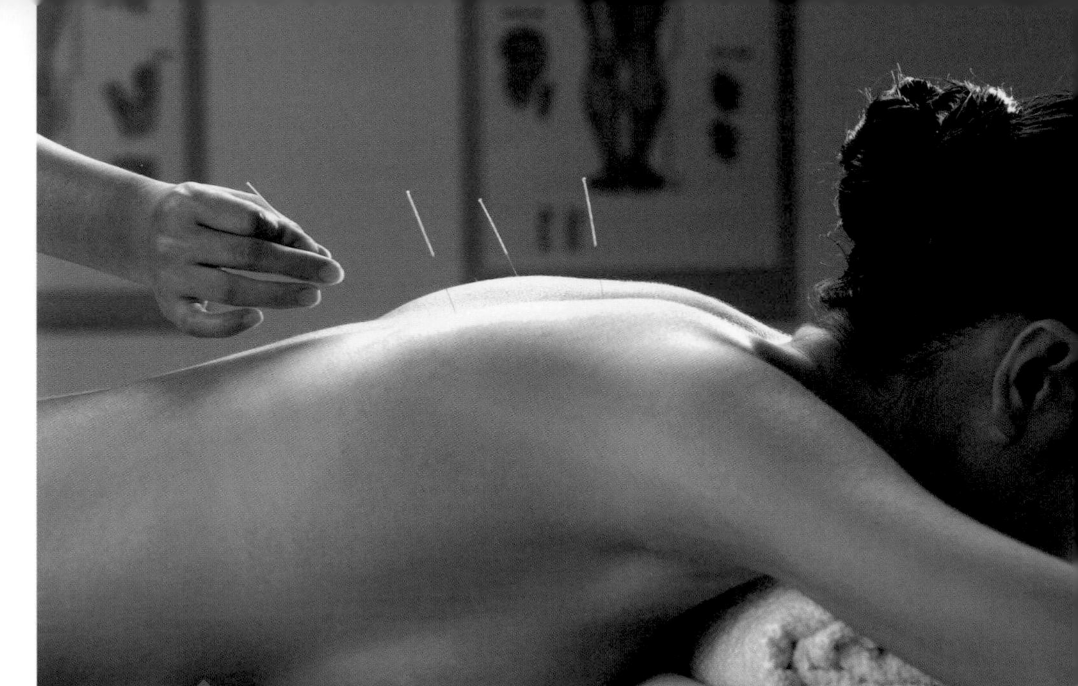

第4章
安全穴位埋線減重方法大公開

1 中醫減重採自然療法

◎激烈的節食減肥後遺症多且難持久

國內不少醫師提出警告，坊間盛行的斷食減重法過於激烈，不僅容易復胖，還可能產生嚴重掉髮、水腫、抵抗力降低等後遺症，嚴重影響健康，千萬別輕易嘗試。再者，斷食減重法減掉的體重其實是身體流失的肌肉與水分，並非體脂肪。

激烈的節食會造成基礎代謝率下降，變成易胖體質，吃進的熱量中有很高比例被轉化成脂肪貯存起來，所以即使吃得再少都瘦不下來，且一旦回復正常飲食，就會快速復胖，這就是很多人為什麼感覺減肥越減越肥的原因。

激烈的節食除了造成身體長期營養不均衡，也會影響到內分泌以及免疫系統。在減重門診中，經常遇到自行節食減肥，而莫名水腫、掉髮、抵抗力降低，甚至是月經不規則等情況的患者。其實只要採取正確的飲食方式，這些症狀都能消失，體重甚至也會跟著降下來。

除此之外，為求安全，看似較安全的低熱量飲食減重法及代餐包減重法，也都必須通過專業醫師的詳細健康評估，在專業營養師監督之下才能進行，一般民眾萬萬不可單憑網路部落格版主所言，有樣學樣，否則很容易出問題。因為大量降低飲食及熱量，恐造成身體缺乏許多必需營養素，引發疾病產生。

激烈的節食減肥除了在生理上會造成反彈，形成易胖體質之外，還要對抗旺盛的食慾，常處於天人交戰的困境，以致於大多數人都無法持之以恆，反而為了彌補減肥時抑制食慾所產生的壓力，更加放肆地暴飲暴食，以致於節食中斷之後，復胖特別迅速。

國外一項研究報告發現，啟動節食計畫的時間與減肥成功與否大有關係。這項研究顯示，如果節食計畫在周六、周日啟動，能持續下去的時間比較長，但若是其他工作日啟動節食計畫，尤其是星期二開始，大多數人往往撐到星期五，就無法持續下去，很容易抵擋不住同事好友的邀約，大吃大喝，反而還會變胖。

特別是如果採取較激烈的節食減重法，連續幾天吃不飽，以致頭腦發暈，四肢無力，做什麼都提不起精神，工作效率大幅降低，不論生理上還是心理上，都餓到臨界點，只靠最後一點點意志力在支撐。一旦假日來到，工作壓力得到釋放，一連幾天勉強被壓抑下來的食慾就會被喚醒，這時同事好友的聚餐邀約，就成了造成意志力崩潰的最後一根稻草。肚子咕嚕咕嚕地響，大腦開始找各種理由來說服自己放棄節食計畫。

例如，大腦裡出現一個聲音，安慰自己說，「這幾天來你已經很盡力在節食了，節食不可能一蹴可幾，休息是為了走更長的路，節食暫時公休一天，也不會有太大差別，你並沒有要放棄節食啊！」

另一個聲音則警告，「王品餐飲集團創辦人戴勝益說要常跟同事應酬，建立良好人脈，將來才有機會出人頭地，這次你拒絕別人的邀約，下次你可能就不在邀約名單中了，與同事越來越疏遠，那就糟了！而且聽說節食太久對身體也不好，還是要吃點東西補充一下營養，那就接受邀約吧！」

就這樣，眼睛看到了滿桌「澎湃」的菜色，鼻子聞到了久違的香味，舌尖嘗到了渴望已久的美味，筷子動起來之後就再也無法克制得夾個不停，什麼東西都往嘴裡送，咀嚼就再也沒停止了，深刻感受到節食是地獄，減肥是夢幻泡影，還是吃飽最實在！

◎減重需搭配運動才能瘦到想瘦的地方

正因為光靠意志力節食減肥太容易失敗，所以不少人靠吃減肥藥來減肥。但事實上，在國外有關減重藥物研究對象都是BMI值超標的肥胖者，如果不符合適應症而用藥，不僅難以瘦到想瘦的地方，還可能引發更大的副作用。

許多減肥藥物主要是通過機轉來降低個人食慾，國外研究顯示，BMI值介於27～30之間的患者，吃減肥藥能瘦到全身。但如果體重標準，甚至已經過瘦，只是對身

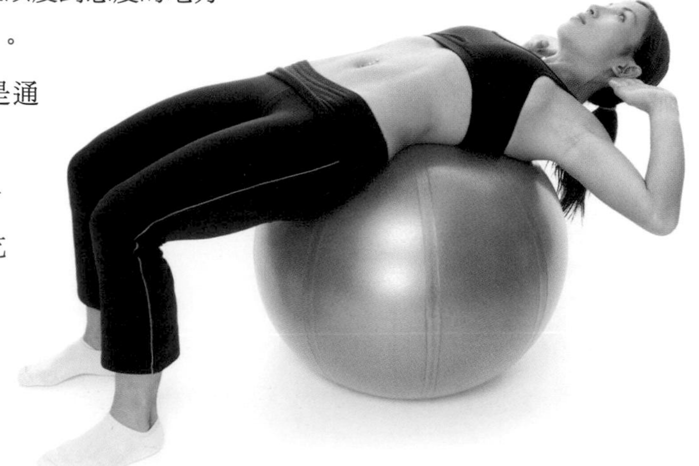

體局部不滿意，這時若服用減重藥物，反而不見得能瘦到想瘦的地方，而且副作用可能更高，造成未蒙其利先受其害。

因此，體重如不符合減肥藥物的適應症，應該回歸運動及飲食控制，例如經由健身教練設計，針對局部想瘦的大腿、肚子等部位加強訓練，強化特定肌群，就可使肌肉結實，身型看起來會比較瘦。

◎中醫減重符合人體需求

前文介紹了中醫減重療法的三個法寶，一是通過中藥方劑調理體質，二是通過穴位埋線提昇中藥方劑調理體質的效果，同時達到局部雕塑身材的目的，三是在中藥方劑及穴位埋線雙管齊下調理體質的同時，輔以衛教飲食控制，培養良好的飲食觀念及生活習慣，讓減重的效果能穩定持續。

其實，中醫減重療法最大的好處就是不違背人性，採取自然的方式。中醫減重療法不會逼迫你只吃單一種類的食物，不會禁止你吃你喜歡的食物，也不會要求你只能吃多少熱量，而是強調飲食應符合健康的原則，唯有均衡的飲食習慣，才能創造健康，唯有身體健康才能成功減重，避免復胖。

健康的飲食觀念是營養要均衡，飲食要適時適量。享用美食是人生中重要的美好體驗，不需要為了減肥而剝奪它，但也不要被不健康的飲食習慣影響而暴飲暴食。中醫減重療法通過中藥方劑及穴位埋線，自然而然降低食慾，增加飽足感，幫助減重者減輕生理及心理負擔，在輕鬆的狀態下養成健康的飲食習慣。

中醫學理認為，形成肥胖的原因在於不健康的體質，而中醫減重療法所使用的中藥方劑及穴位埋線，就是為了幫助減重者改善進而擺脫這些不健康的體質而建立，目的在使身體健康，而減重只是間接達到的效果，與坊間盛行的各種減重法辛苦追求體重減少1、2公斤的目的大相逕庭。

正因為中醫減重療法將治療的重心放在身體健康上，所以不同減重者因為

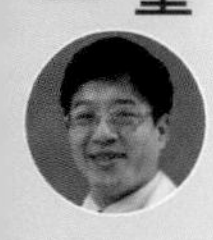

形成肥胖的體質不同，都能得到量身訂製的治療，並非單一配方所有人一體適用，因此不會像吃單一配方減重藥物那樣，減重效果不明顯，容易遭遇瓶頸，又潛藏對健康有害的副作用。

由此可見，中醫減重是符合健康原則的減重療法。接下來，將特別針對中醫減重療法與其他減重法之間最大不同的特色——穴位埋線，做詳細介紹。

2 穴位的奧祕

穴位埋線是中醫針灸的延伸治療，結合了傳統針灸以及現代醫學工具，將無菌的羊腸線透過特殊針具，以針帶線埋入特定穴位，通過線體對穴位產生持續有效的刺激作用，達到健脾益氣、疏通經絡、溫中散寒、調和陰陽氣血的作用，從而調整了患者的神經和內分泌功能。

然而什麼是穴位？從古龍、金庸的武俠小說裡，武林高手運用點穴技巧，出其不意制服敵手，到現在大街小巷常見的五星級腳底按摩店，通過腳底穴位按摩，幫人紓解疲勞，穴位對國人來說並不陌生，卻又充滿神祕。

為什麼中醫不像西醫那樣，通過人體解剖學，對人體生理運作的機制進行細緻的認識，進一步分析病因，加以治療，而是選擇以針刺穴位的方式進行治療？要回答這個問題，就要從中醫獨特的整體觀談起。

◎中醫視人為一體，臟腑病變影響全身

中醫學理把人體看成一個整體，認為構成人體的各個組成部分，在結構上不可分割，在功能上相互協調制約，在病理上相互影響。這種整體關係或影響，是以五臟為中心，通過經絡的聯繫而實現的。

生理方面，中醫有「五臟一體觀」，通過經絡系統，將全身組織包括五

臟、六腑、五體、五官、九竅、四肢百骸聯繫起來，構成表裡相關、上下溝通、密切聯繫、井然有序的五大功能系統，並且通過精、氣、神的作用來完成統一的生命活動。

人體內五大功能系統

五臟	相合之腑	所主形體	在頭之竅	華彩表現
心	小腸	血脈	舌	顏面
肝	膽	筋	眼睛	爪甲
脾	胃	肌肉（四肢）	口	唇
肺	大腸	皮膚	鼻	體毛
腎	膀胱	骨（髓）	耳	頭髮

生命活動一方面依賴各臟腑組織發揮自己的功能，另一方面則需要臟腑之間相輔相成的協同作用才能維持。

以人體對飲食的消化、吸收、排泄功能為例，雖然以脾胃的受納、腐熟、運化功能為主，但亦有賴於心、肝、腎等臟腑功能來協調。脾的運化，需要心血的滋養；肝氣的疏泄，腎的溫煦，胃的受納，也必須與小腸的受盛，大腸的傳導功能密切配合。

不僅如此，中醫還將人的精神活動與臟腑功能聯繫起來，所謂「形神合一」。中醫早已認識到，如果情緒不穩定，會影響臟腑功能的正常運作。

病理方面，中醫認為，人體某一局部或某一臟腑病變，都會對全身有一定影響，甚至引起整體功能失調。中醫著眼於整體，相信局部病變除了對相關臟腑產生影響，也會對其他臟腑產生影響，根據生克制化理論，來揭示臟腑之間病理傳變的規律。

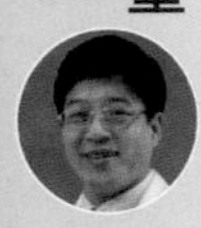

以肝膽濕熱為例，不僅肝膽本身會產生病變，還可能牽連到脾、胃、心、腎等臟腑，而出現噁心、無胃口、腹瀉、失眠、腰酸、膝軟、倦怠等症狀。

不論在臟與臟、臟與腑、腑與腑之間，都存在這種相互影響和傳變的關係。臟腑功能的失常，可以通過經絡，反映在體表，而體表組織器官的病變，亦可通過經絡，影響到臟腑。

◎將經絡整體觀帶入診斷及治療

在診斷方面，由於各臟腑、組織、器官在生理、病理上相互聯繫和影響，中醫師診治疾病時，通過面色、形體、舌象、脈象等外在變化，由表及裡去推斷內在病變，從而對疾病作出診斷和治療，舌診、脈診、面診就成為有中醫特色的診療方式。

以舌診為例，舌頭通過經絡直接或間接與五臟相通，人體內部的臟腑虛實、氣血盛衰、津液盈虧，以及疾病的輕重順逆，都可呈現在舌頭上，觀察舌象可測知內在變化。

在治療方面，中醫治療依據整體的失調情況，將重點放在協調整體氣血臟腑平衡上，以達到痊癒的目的。中醫學理將病因、病位、性質、致病因素與身體綜合反應的總和，稱之為症候，而辨證論治就是整體治療觀的體現。

由於身體內在統一聯繫，中醫師治療內臟病變時，不單治一臟，甚至不醫治有病的臟，而針對其他內臟治療而得到痊癒。例如，脾胃互為表裡關係，因此中醫治胃病時，常兼治脾臟。依生剋制化原理來看，脾胃屬土，肺屬金，培土可以生金，因此中醫治療肺病亦可以從脾胃著手。尤其顯著的是，身體局部的病症，往往採用治內臟的辦法來治癒，詳如右頁附表：

中醫的「五臟一體觀」，是通過經絡系統的認識來體現的。中醫認為，人體有一個微妙的網絡系統，負責傳送氣、血、津液等精微物質，這個網絡系統就稱為經絡系統。經絡系統將身體不同地方聯繫起來，透過特定的途徑及時

症候	辨證	治法
慢性潰瘍、膿腫	氣血虛	補虛扶正以促進消散、排膿、收口
脫髮、耳聾	腎虛精虧	益腎補精
足趾壞死	瘀阻經脈	活血溫經
牙肉腫痛	腎虛	溫腎
紅眼症	肝火盛	清肝
感冒、咳嗽	肺受風寒	宣肺止咳

間，組成了一個全面而複雜的人體地圖，它解釋了人體的生命活動及生病的原因。

人體的經絡系統，分別由經脈和絡脈組成。早於幾千年前，中國古代醫學文獻《黃帝內經》已有了經絡概念的記載：「經脈為裡，支而橫者為絡，絡之別者為孫。」

「經」的意思是路徑，就是縱行的通道，「絡」的意思則是網絡，代表經脈的分支，大多縱橫交錯，循行全身。「經」與「絡」二字合起來有聯繫、聯絡的含意，它們在身體中聯繫在一起，組成經絡系統。

雖然中醫學理認為，經絡像一個傳遞輸送氣血的網絡系統，但它並不是西醫理論中的血管系統，曾有人通過西醫人體解剖學進行研究，也沒有發覺到經絡在人體組織上相對應的實質管道結構。雖然歷年來一直有人針對經絡進行研究，並提出神經反射模型等各種生理學假設，但卻未能確切地以解剖學的觀點來完全描述經絡系統。

◎針灸、推拿、氣功實踐經絡學說

中醫經絡學說的內容相當廣泛，包括經絡系統各組成部分的循行部位、生理功能、病理變化及其表現，經絡中血氣的運行與自然界的關係，經脈循行路線上的穴位及其主治作用，經絡與臟腑的關係等。

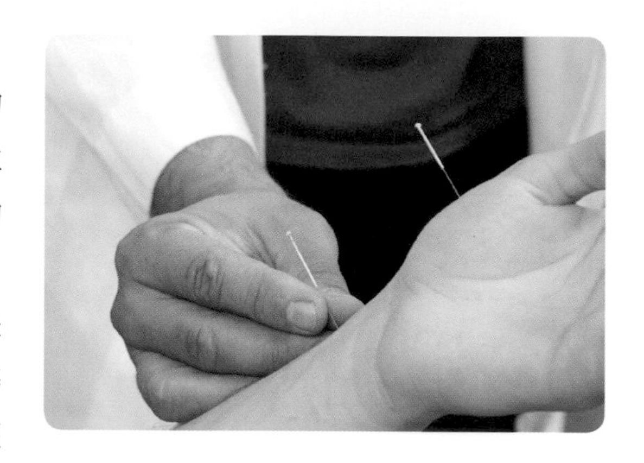

中醫經絡學說的形成，是以古代的針灸、推拿、氣功等醫療實踐為基礎發展而成，經過漫長的過程，結合各時代的解剖知識以及臟象學說，逐步提升成為邏輯完整的理論，其間又受到陰陽五行學說的深刻影響。

中醫經典《黃帝內經》系統地論述了經脈的循行部位、屬絡臟腑，以及經脈發生病變時的症候。根據古代中醫文獻的記載分析，經絡學說可能透過以下途徑形成：

1.針感傳導的觀察：當皮膚某些部位被針刺時，會有痠、麻、重、脹等感覺，這種反應稱為「針感」。針感常沿著一定方向及路線向遠部傳導，中國古代醫家透過這些觀察，總結及歸納了這些針刺部位，也就是穴位在身體中的規律，並逐漸形成了經絡學說的基礎。

2.穴位療效的觀察：中醫師常透過刺激不同的穴位來舒緩某些不適症狀，古人很可能在不斷嘗試進行這些「穴位試驗」時，發現了某些療效相似的穴位，往往有規律地排列在一條路線上，經過歸納分類，逐漸形成經絡系統。

3.穴位與某些病變的關連：從日常生活經驗中，古人逐漸發現，當某些臟腑發生病變時，某些皮膚部位會產生壓痛，同時出現皮疹及色澤改變等現象，這些經驗和關係，通過中國古代的陰陽五行學說不斷整理分析改進，逐漸形成一個結合了科學及藝術的經絡模型。

◎經絡的組成及分類

中醫學理所認識到的經絡系統，是由經脈、絡脈、十二經筋和十二皮部所組成。經絡在內能連屬於臟腑，而在外則連屬於筋肉、皮膚。因此，經絡聯繫了身體各部位，並為人體輸送氣、血、津液等精微物質。

經絡系統中的「經氣」會集中及輸注於某些體表部位，這些部位面積細小如點，中醫稱之為「腧穴」，也就是所謂的「穴位」。雖然穴位處於體表，但其作用卻能深入影響到體內功能。人體總共有十四經361穴，另外還有未整合在十四經內的經外奇穴以及阿是穴，刺激這些穴位可以調節臟腑經絡功能，增進體質。

經絡分別與臟腑相聯繫，中醫稱這種關係為「絡屬」，凡與腑相絡屬的經脈均稱陽經，與臟相絡屬的經脈則稱為陰經。

經脈可分正經和奇經兩類。正經有十二條，包括手三陰經（手太陰肺經、手厥陰心包經、手少陰心經）、手三陽經（手陽明大腸經、手少陽三焦經、手太陽小腸經）、足三陽經（足陽明胃經、足少陽膽經、足太陽膀胱經）、足三陰經（足太陰脾經、足厥陰肝經、足少陰腎經），合稱「十二經脈」，是氣血運行的主要通道。

奇經則有八條，即督、任、沖、帶、陰蹺、陽蹺、陰維、陽維，合稱「奇經八脈」，有統率、聯絡和調節十二經脈的作用。

至於十二經別，則是從十二經脈別出的經脈，主要是加強十二經脈中互為表裡的二經脈之間的聯繫關係。它們能通達某些正經不循行的器官與部位，因而能彌補正經療效上的限制。

中醫學理認為，人體中的氣血有流動的特性，因此我們可以藉由水流的性質，來認識整個經絡系統的特性。

當水流從山上流下來時，會沿著高處流向低處，並按著地形，匯聚於最穩定的位置。河流不僅維持了水的自然流動，同時也保持了水流的動態能量，通過減少河水混亂流動的狀況出現，河流有效地將水傳送到下游地區，使河流附近地區享有豐富的水源，植物得以生長茂盛，生命得以繁衍。

人體內氣的流動，與自然界的水流有著同樣的特性。氣從高密度流向低密度的地方，並按著身體的地形，匯聚於經絡上。因此，經絡為人體內氣的流動提供了一個自然的路徑，同時穩定地將能量輸送到身體各部位，就如河流將水供應給河岸的地區一樣。

若河流的上游淤塞，下游地區就會缺乏水源供應，生態平衡立即會受到影響，植物及動物都不能生存。同樣地，若身體的經絡系統受到阻塞，身體各部的供應便會受到影響，而受影響的部分往往與受阻的源頭相距甚遠，所以人體內氣的凝滯常會引起臟腑失調，發生疾病。

若想要回復平衡和協調，必先使河水或人體經絡中氣的流動恢復正常。對於河流，我們可清理河床廢物，鞏固河道；對於身體，我們可透過刺激某些特定穴位的方法，來恢復經絡系統的平衡。透過這些方法，氣的流動得到調節，氣的能量就可有效地輸送到全身各部位。

經絡系統及其與臟腑的關係，為中藥及針灸治療提供非常重要的理論基礎。中醫治療的基本原則是調和身體內的陰陽，以及恢復體內氣血的流通。通過針刺穴位，經氣得以疏通，人體臟腑氣血的功能得到調節，改善身體失衡狀態，從而達到治癒的效果。

從中藥治療的角度來看，特定藥物能對特定的臟腑經絡產生作用，藉由分經用藥，我們可針對病人失調的臟腑及經絡來選取藥物，有些中藥還可發揮「引經」作用，將藥性及藥力引進特定臟腑及經絡之中，增強療效。

針灸與中藥治療有本質上的區別。針灸治療通過針刺產生的物理刺激，引起人體功能性調節，提昇自我康復能力，從而良性干預病理發展過程和狀態，改善疾病。換句話說，針灸的作用必須依賴人體自我調節能力，當病情不能通過促進自我調節能力往良性發展時，就應及時地運用中藥或手術方式來治療。

3 穴位埋線源自針灸療法

在認識了中醫經絡系統後，應可建立人體為有機整體的概念。中醫學理認為，人體通過經絡系統，傳送氣、血、津液，將身體不同部位聯繫起來，構成一個全面而複雜的人體地圖。中醫將經絡的生理功能稱之為「經氣」，其功能在聯繫，滋養，調節身體各部位的活動。經絡沿身體特定路線循行，聯繫內外組織。

病理上，中醫認為病邪可沿經絡傳變侵襲身體各部，體內臟腑若發生病變，也會通過經絡反應在體表。中醫師可依據症候來分析辨別臟腑經絡受病的深淺，通過刺激體表穴位，疏通經氣，調節臟腑氣血功能，改善失衡狀態，達到防治的目的。

◎中醫針灸治療的特性

穴位埋線源自針灸療法，在我國衛生福利部的定義下，穴位埋線屬於中醫的「灸法」。所謂針灸治療，就是對體表穴位進行適當刺激，通過經絡傳導來調節臟腑氣血功能，從而增強人體內在的抗病能力，達到扶正祛邪的目的。中醫師在辨證確診之後，就會依據腧穴的性質功效，選穴及配穴的原則，進行針灸治療，通過對針灸刺激量的控制掌握，取得治療效果。

值得一提的是，中醫針灸治療有一些特性，除了「經脈所通，主治所及」，本經循行之處，就是本經穴主治的作用範圍之外，互為表裡的二腧穴可相互兼治二經的疾病，鄰近腧穴能配合治療局部疾病。各經穴有各自專屬的主治疾病，又與其他經穴有共同的主治疾病。

按照各腧穴的主治作用，總結有以下規律：

1.近治作用：所有腧穴對鄰近部位的組織器官都有治療作用。例如：頭後髮際線中的風池穴，可治頭部及眼病；上腹部正中的中脘穴，可治胃及十二指腸疾病；拇指及食指掌骨間的合谷穴，可治療手腕部疾病。

2.遠治作用：在十四經腧穴中，尤其是十二經脈在四肢肘、膝關節以下的腧穴，不僅能治局部疾病，還可治療本經循行所及，遠處的臟腑組織，甚至影響全身。例如：胃經的足三里、上巨虛等腧穴，雖然位置遠在足部，卻能治胃腸病。不過，有遠治作用的腧穴，一般在頭面及軀幹上很少。

3.特殊作用：有些腧穴具有雙向的良性調整，也就是說，同一腧穴對人體不同的病理狀態，可以產生二種相反的效果。舉例來說，腹瀉時針刺天樞穴可以止瀉，但便秘時卻可通便；內關穴既可治心跳過慢，又可治心跳過快；若身體發熱卻無汗時，可針刺合谷穴刺激出汗，若出汗過多，針刺合谷穴又可降低身體排汗。

此外，有些腧穴利用不同的手法刺激會產生不同的療效。例如：刺激關元、氣海、足三里等腧穴，具有額外的強壯作用；刺激人中、素髎、會陰，具有興奮呼吸的作用。有些腧穴之間則存在相互增強或抑制作用。例如：大椎配曲池、合谷，能增強退熱作用；內關穴可調節心率，但配用交信穴，可降低其作用。

◎針灸治療取穴法

穴位埋線的取穴方式延伸自針灸治療法，中醫進行針灸治療時，主要依據疾病發生的部位選取腧穴，對同一部位產生療效的腧穴雖然有好幾個，但在治療上並沒有太大不同，效果都差不多。臨床上常用的選穴方法，除了「隨證選穴」是針對疾病性質來取穴之外，其餘都是依照疾病發生的位置來選定，不過取穴方式可單獨取用，又可相互配合。

常用腧穴穴性歸類	
清熱瀉火	二間、魚際、內庭、少商、商陽、行間
清熱涼血	耳尖、大椎、曲池、委中、太陽、血海
清利水濕	飛揚、中極、陰陵泉、水道、豐隆、水分、委陽
安神	印堂、百會、神門、四神聰
消導	天樞、支溝、璇璣、四縫、中脘
理血止血	隱白、地機、孔最
理血活血	內關、血海、膈俞
偏補益	足三里、命門、志室、氣海、腎俞、關元、脾俞、膏肓俞、太溪、三陰交
理氣	膻中、氣舍、太衝、內關
急救	足竅、人中、中衝、湧泉、厲兌
通竅	迎香、承泣、後顴髎、聽會、耳門、聽宮、睛明、廉泉、會陽、曲骨、長強
調經止帶	三陰交、帶脈、合谷、白環俞、歸來、隱白、公孫、次髎
溫裡祛寒	命門、腰陽關、關元
舒筋通絡	環跳、秩邊、委中、極泉、陽陵泉、大腸俞、筋縮
熄風鎮靜	風池、合谷、太衝
解表	列缺、商陽、少商、魚際、二間、合谷、肺俞、風池、風門、風府、外關

中醫針灸取穴的方法大致如下：

1.近部取穴：根據每一個腧穴都能治療鄰近部位的組織器官，以及內臟疾病的普遍性原則而選穴。

例如：治療胃痛取中脘、梁門；治療牙痛取頰車、下關；治療鼻病取迎香、印堂。此外還有一種「以痛為腧」的取穴方式，選擇按壓痛點或阿是穴，也能產生局部療效。

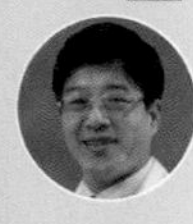

2.遠部取穴：辯證論治時，選取與病症所屬或相關的經絡，但距離較遠的經穴來進行治療，一般臨床上多選用肘膝部位以下的穴位為主。

例如：治療胃痛除了近部選用中脘穴之外，遠部可選取內關、足三里、公孫等腧穴；治療脫肛時，除了近部選用會陰穴之外，遠部可選取百會穴；治療上牙痛可選取胃經的內庭穴；治療下牙痛可選取大腸經的合谷穴。

3.隨症取穴：依照症候、病因來取穴。臨床上有些症狀比如發熱、多汗、盜汗、失眠、虛脫、抽搐、昏迷等全身性病症，並沒有明確局限的病變部位，可應用一些有效的特殊腧穴來治療。

例如：治療胸悶氣促，可選取氣八會穴的膻中穴；治療血虛，可選取血八會穴的膈俞穴；治療筋病，則可選取筋八會穴的陽陵泉穴。

4.按神經分布取穴：即按照脊椎神經及其神經分支網絡區域來取穴，當軀幹、四肢或內臟發生病變時，可選取與脊椎神經相應節段的背腧穴，或某些神經根分布通路上的腧穴來治療。例如：治療胸腔疾病，可選取相對應的背腧穴；治療下肢痛症，可選取坐骨神經根上的環跳。

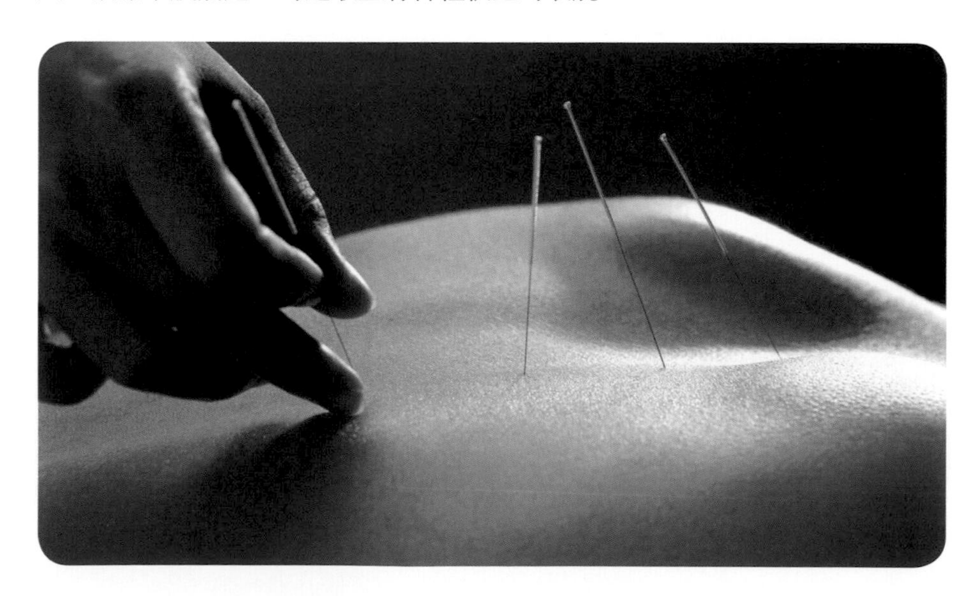

常用對症選穴表

病症	選穴
陰虛發熱	內關、大陵、陰郄、三陰交、太溪
休克	人中、內關、湧泉、足三里、素髎
虛脫	百會、關元、足三里
陽證高熱	大椎、曲池、合谷
咳嗽	天突、列缺、三陰交
噁心嘔吐	內關、足三里
脅肋痛	支溝、期門、陽陵泉、三陰交
尿滯留	陽陵泉、三陰交
全身肌肉痙攣	風池、太衝、合谷
精神不安	內關、神門、三陰交
咽下困難	天突、內關、廉泉
身體虛弱	氣海、關元、命門、足三里
痰多	豐隆、中脘
腹脹	天樞、建里、氣海、足三里、三陰交
尿失禁	曲骨、三陰交

◎針灸治療配穴法

介紹了各經脈上的腧穴可能有各自的主治作用，也可能擁有與其他腧穴共同性的主治作用，腧穴能近治鄰近病變部位，手腳四肢上的腧穴還能遠治其他病變部位。刺激方式不同，有些腧穴還會產生不同的主治療效。

因此，進行針灸治療時，可以選近部，鄰近病變部位的腧穴，也可選遠部，不在病變部位附近的腧穴；而全身性的病變，則按照症候、病因選取有主治作用的腧穴。此外，軀幹四肢以及內臟病變時，還可選取相對應的背腧穴。

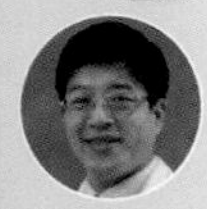

然而在實際針灸時，往往還會依據症候、病因以及病症需要，同時取多個主治相同或相近似的腧穴加以配合應用，以求其發揮協同作用，提昇療效。通過靈活配穴的方式，可以讓治療更具彈性，效果更高。

中醫進行針灸治療時，常運用到的配穴方式可分為：

1.遠近配穴：在某一臟腑、經脈發生病變時，以相對應的經脈遠取及近取，做成配穴組合。例如：治療肺病咳嗽，可在肺經上近取中府穴，以及遠取尺澤、太淵等腧穴。

2.表裡配穴：以臟腑經脈的互為表裡陰陽的配對關係，作為配穴的依據。原穴主治本經的病症，絡穴兼治表裡經的病症，特定穴中的原絡配穴，可增強治療作用。此外，陰經和陽經表裡相合，表裡二經的穴位互配，也能增強腧穴的協同作用。例如：治療胃痛嘔吐，可取足陽明經的足三里穴，配足太陰經的公孫穴；治療風熱外感咳嗽，可取手太陰經的尺澤穴，配手陽明經的合谷穴。

3.前後配穴：胸腹為前，背腰為後，將二方面的腧穴配合運用。前後配穴多用於臟腑疾病，但不限於特定穴中的俞募配穴法。例如：治療痛經，可針刺次髎穴，配歸來穴；治療中風昏迷，可針刺風府穴，配人中穴；治療失語，可針刺啞門穴，配廉泉穴。

4.上下配穴：泛指身體腰部以上腧穴與腰下腧穴互配，上下配穴方式歷來最為中醫重視，臨床應用最廣。中醫古代文獻《靈樞》記載：「病在上者，下取之；病在下者，高取之；病在頭者，取之足；病在腰者，取之膕。」

臨床上，手足同名經配穴，常用於治療頭面、胸脅部位的疾病。另外，八脈交會穴的配對應用，也是前人總結上下配穴的經驗所形成的。例如：治療口鼻症，可取手陽明經的合谷穴，配足陽明經的內庭穴；治療咽喉症，可針刺手少陰經的通裡穴，配足少陰經的太溪穴。

5.左右配穴：以經絡循行縱橫交錯的特點，做為配穴的依據。經脈循行左右對稱，左右配穴有助提高療效。例如：治療左側面癱，可取患側面部穴位，再配健側右側的合谷穴；治療偏頭痛，可取患部膽經有關穴位，配合健側遠端的陽陵泉、俠溪等腧穴；治療中風半身不遂時，可採用左病右取，或右病左取，也可左右腧穴同時並用。

理想的配穴，應處理好主穴與輔穴的關係，配穴儘量少而精，加強主要腧穴的作用，適當配伍次要腧穴。配穴必須有針對性，根據病情選擇比較理想。

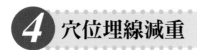

4 穴位埋線減重

◎針灸可輔助治療現代文明病

藉由前文所述，民眾可瞭解中醫針灸的發展起源及應用，事實上，針灸治療已廣泛應用在各種現代文明病的治療上，例如癌症輔助治療、不孕、失眠、痛經、更年期失調以及肥胖治療等，都有良好的成效。

由於針灸能促進人體機能平衡，加速新陳代謝，繼而調整體質，達到瘦身的效果，因此越來越多人利用針灸法來減重。研究證實，針灸可降低胃部活動程度，延遲餐後胃排空。針灸還可刺激下丘腦垂體腎上腺系統，促進人體脂肪代謝，轉化成熱量，消耗積存的脂肪。

此外，一般肥胖者體內有一種神經傳遞物質5-HT含量特別高，導致消化、呼吸、心血管和內分泌功能異常，針灸能降低體內的5-HT含量，使生理功能回復正常。

多數肥胖者往往同時罹患了各種現代文明病，需要長時間治療，若想借助針灸療法來瘦身減重，就必須同時針對這些文明病加以治療，才能根絕形成肥胖的病因，使瘦身的效果長久維持，而不易復胖。

如此一來，患者難免每次針灸療程就必須挨20～30針，每次針灸刺激穴位的作用最多只能維持1～2天，為求療效持續，減重者就必須經常往返診療處接受治療，這對患者來說，是一項毅力及耐力的考驗，最後往往降低就醫意願，成為就醫障礙。

所幸近代中醫發現，利用埋線法刺激穴位，能延長療效期間，理論一推出，立即就被應用在治療期間較長的減重及慢性疾病治療上，這個嶄新的治療手法，也為中醫開拓了新的治療領域。

◎傳統中醫的針灸手法

中醫通過經絡系統將人體視為一個有機整體，經絡學說的從無到有，有很大的可能是通過古人針對各穴位，不斷嘗試進行針刺、按摩，觀察其對人體所引發的各種生理反應，累積而成的豐富臨床經驗所建立起來的。針刺治療技術與經絡系統理論，可以說是相互激盪產生，慢慢進入成熟期的，直到現在仍有中醫學者不斷努力研究，為二者開拓新的治療領域。

針灸治療在中醫屬外治法，簡單地說就是利用針刺或艾灸的手法，來刺激體表腧穴，疏通經絡，行氣活血，達到防治疾病的目的。其實「針」與「灸」原本是中醫外治法常用的二種治療工具，因為經常互相配合操作使用，所以至今中醫都習慣合稱為「針灸」。

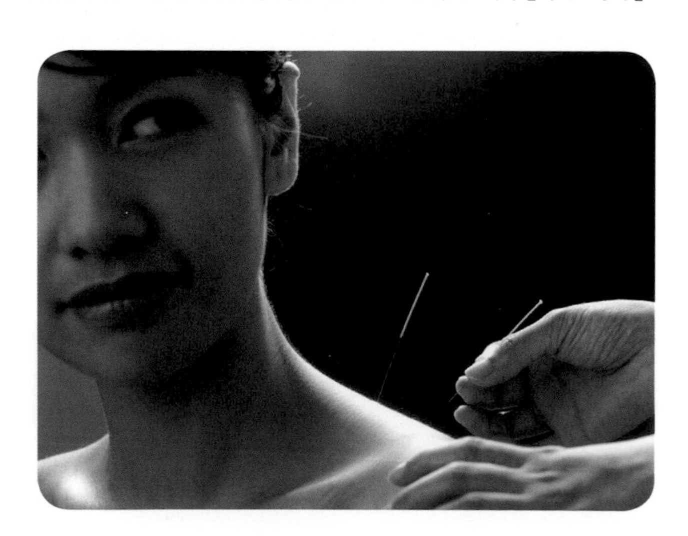

依據中醫古代文獻記載，古代有九針，其形狀、名稱、用途各不相同，現代

針具則是由九針的基礎上發展而來，多選用不鏽鋼絲為主，但也有用金、銀或其他金屬做為製針原料。臨床常用的針具有毫針、三棱針、皮膚針、皮內針等，各自有各自的操作條件及要求，其中毫針應用最廣，以粗細28～31號，1.5～3.5吋長的較為常用。

針刺的操作方法是針灸發揮功效的關鍵，施針者必須熟練指力及手法，以達到進針快速，手法靈活，運用自如的程度，運針時，亦要求做到撚轉或提插的幅度和頻率可以隨意掌握。通常施針者必須在自己身上練習施針，以體驗不同針刺手法所產生的針感，如此到了臨床施針時，才能減少患者受針時的疼痛，易於得氣，達到理想的治療效果。

◎進針得氣療效較佳

針刺過程中，有效的刺激強度是以「得氣」為標準。所謂「得氣」又稱「針感」，指的是針刺腧穴後所產生的經氣感應。由於刺激部位與組織結構、個體差異以及對感覺的形容不同，可出現各式各樣的針感。

通常醫師進針當下，會感覺到針下沉重滿緊，宛如魚吞鉤餌般浮沉活動，同一時間患者也會出現相應的酸、麻、脹、重、觸電、溫熱、涼爽等感覺，且感覺甚至會沿一定方向擴散開來。一般來說，得氣迅速時，療效比較好，得氣較慢時，療效就較差，若不得氣，針灸治療可能就無效。

◎穴位埋線的基本原理與功效

穴位埋線是近代中醫的產物，主要是將羊腸線埋入皮下後，隨時間被人體逐漸分解吸收，對穴位產生刺激作用。由於針刺的療效維持短暫，即使運用留針的手法，對療效延長也有限，因此發展出利用埋線的手法，來延續療效。

由於埋線法對穴位的刺激作用時間拉長，埋線的腧穴數量可以減省，就能達到與針刺差不多的療效，效果有時甚至更好。需要長期治療的頑固慢性疾

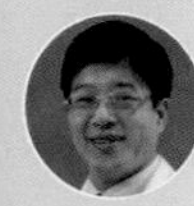

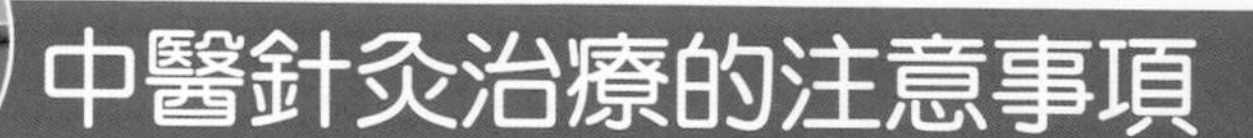

中醫針灸治療的注意事項

由於各人的生理功能狀態不同，接受針灸治療時應注意以下方面：

❶ 過於饑餓、疲勞，精神過度緊張時，不宜立即進行針刺。對身體瘦弱，氣虛血虧者，手法不宜過強，宜少針，並應儘量選用臥位。

❷ 婦女懷孕三個月者，不宜針刺小腹部的腧穴。若懷孕三個月以上者，腹部、腰骶部腧穴也不宜針刺。至於三陰交、合谷、昆侖、至陰等一些通經活血的腧穴，在懷孕期禁刺。此外，婦女行經時，除非為了調經，不應針刺。

❸ 嬰幼兒腦骨囟門未合時，頭頂部的腧穴不宜針刺。

❹ 自發性出血或損傷後出血不止的患者，不宜針刺。

❺ 皮膚有感染、潰瘍、蟹足腫的部位，不宜針刺。

❻ 對胸、脅、腰、背等處之腧穴，不宜直刺、深刺。肝、脾腫大、肺氣腫者更應注意。

❼ 針刺眼區、項部的腧穴，如風府、啞門、脊柱等部位的腧穴，要注意掌握一定的角度，不宜大幅度提插、撚轉以及長時間留針，以免傷及重要組織器官。

病，如高血壓、糖尿病、免疫系統異常疾病等，相當適合運用埋線法來治療。

穴位埋線是針灸的延伸治療，結合傳統針灸及現代醫學工具，將無菌的羊腸線，透過特殊針具，針入特定穴位的一種醫療手法。一般針灸的治療時間約15分鐘，但透過穴位埋線，可以在羊腸線被身體液化、吸收掉之前，約7～10天的時間裡，都能持續激發經絡臟腑氣血功能和代謝功能，發揮療效。

埋線減肥是在針刺基礎上發展起來的，是經絡理論與現代物理醫學相結合、是針刺療法和組織療法的綜合產物。根據患者的個體差異，不同的症狀，不同的肥胖機制，進行合理有效的辨證選穴，在相應的穴位埋入羊腸線，以線代針，引起長效針感，達到健脾益氣、疏通經絡、溫中散寒、調和陰陽氣血的作用，從而調整了患者的神經和內分泌功能。

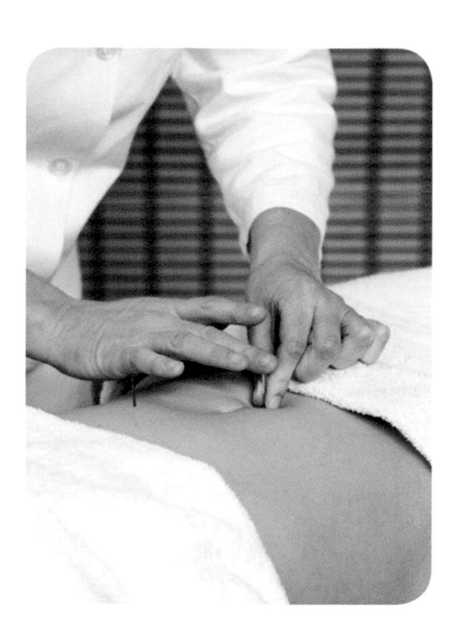

埋線減肥能夠疏通人體經絡，調和氣血，改善神經功能紊亂及內分泌失調，抑制肥胖者胃腸消化吸收和亢進的食慾，從而減少熱量攝入，同時刺激、活躍肥胖者遲鈍的自律神經，促進人體脂肪的分解和消耗，達到減肥目的。此外，對失眠、健忘、身疲乏力、腰膝酸軟、月經不調、痛經也有一定療效。

穴位埋線一次即能有一周左右的功效，能夠免除傳統針灸每天針灸一次的麻煩與痛苦。穴位埋線的具體療效有以下幾項：

❶改善肥胖者體內的脂肪代謝、促進脂肪崩解。

❷調節內分泌系統、平衡自律神經系統及強化新陳代謝。

❸加強毒素排除、消除水腫。

❹提升人體免疫機能。

埋線減重的作用及效果視個人體質而異，若能經由中醫師診斷，配合中藥治療，將有更好的療效。

◎穴位埋線的優點

穴位埋線一方面抑制了肥胖者亢進的食慾，同時也抑制了患者亢進的胃腸消化吸收速率，從而減少熱量的攝取，另一方面穴位埋線可以刺激患者鈍化的自主交感神經，使其功能活躍，增加能量消耗，促進體內脂肪分解。

穴位埋線通過對神經系統的調節，可以抑制胃酸分泌過多，達到不乏力、不飢餓的目的。埋線後，胃部排空速度減慢，自然就有飽足感，食慾降低。

肥胖症患者有很大的比例都有內分泌失調的問題，特別是產後女性以及更年期女性的肥胖問題，內分泌失調通常是主因。穴位埋線能調節下丘腦垂體腎上腺皮質和交感腎上腺皮質系統，穩定內分泌機能，加速脂肪新陳代謝，達到減肥的目的。

穴位埋線減掉的是人體的脂肪而不是水分，並能保證減肥過程中人體保持健康及精力旺盛，且體重反彈率極低，這是穴位埋線減肥的最大優點。穴位埋線還可同時兼治伴隨肥胖出現的一些疾病，例如痤瘡、疲勞、便秘、月經失調、性功能減退、高血壓、高血脂、脂肪肝等疾病。

穴位埋線減重的過程中，不強調過分的控制飲食，特別不主張採取激烈的節食。這是因為過分節食後，重則可能導致厭食症，造成消化器官功能障礙，輕則造成人體代謝功能降低，而代謝功能降低是減肥後復胖的潛在原因，一旦恢復正常飲食，患者會增胖，甚至可能比減重前更胖。

◎穴位埋線的進行方式與器具

進行埋線時，首先拆開針灸針和針頭的一次性無菌包裝，將針灸針從針頭

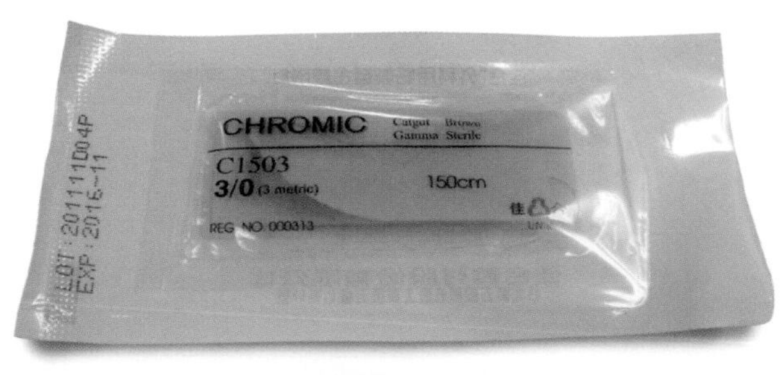

▲羊腸線

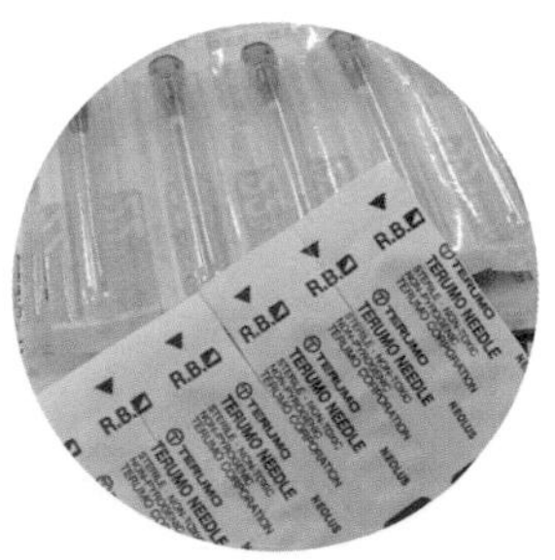

▲針頭

尾部放入針頭內，再用一次性剪刀將羊腸線夾起放入針頭內，然後用藥用棉籤對施針部位消毒，將針頭扎入穴位內，用針灸針將羊腸線埋入穴位，接著迅速拔出針頭，最後再用藥用棉籤對施針部位止血。

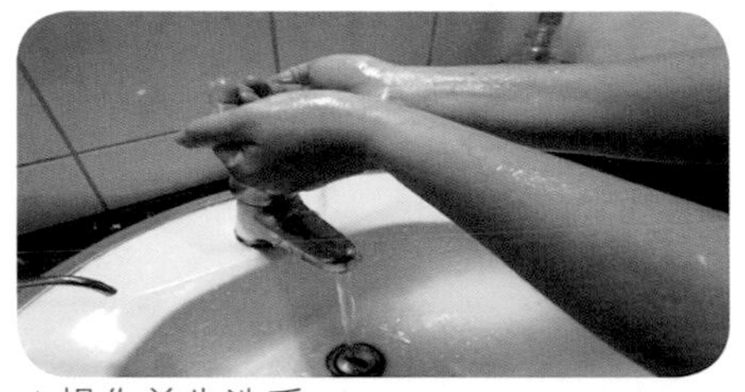
▲操作前先洗手

通常第一次門診會先埋6～8針，以確定患者不會有暈針及過敏反應。第二次門診開始，才埋14～16個穴位，直到埋入的羊腸線差不多被人體吸收分解之前，再進行下一次療程。

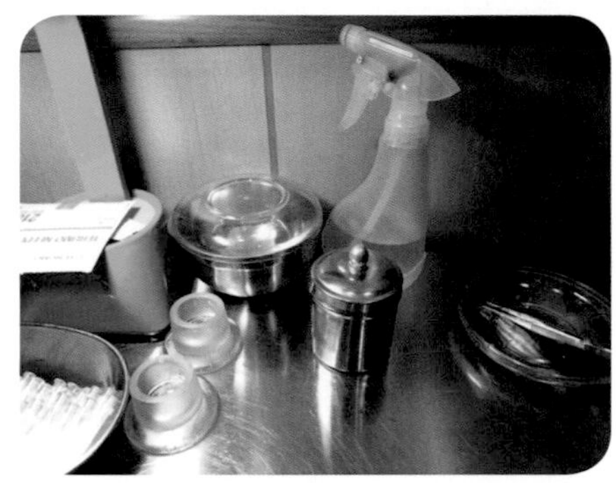
▲每天要不斷的消毒

穴位埋線所使用的線材，是一種用於外科手術縫合的特製羊腸線，經由長期人體實驗證實，安全性佳，易被人體吸收。常（長）榮中醫所選用的羊腸線，是經由衛生署核可的高品質線材（衛署醫器輸字000313號），安全性非常高，不易發生體內結塊的情形。所使用的針頭（衛署醫器輸字007649號），符合醫學中心的標準且較細的針頭，讓患者在埋線過程中疼痛感較輕。

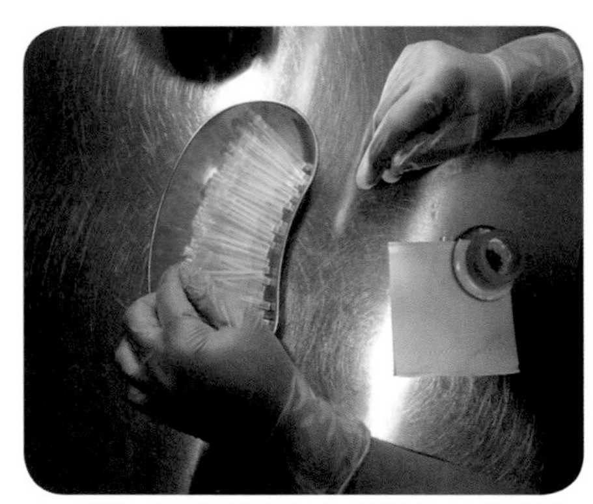
▲口罩、無菌手套加上專業的技術操作

常（長）榮中醫對埋線器具的衛生安全要求是線材當天用完，絕不放到隔天。坊間有些中醫診所會將當天未用完的線材浸泡酒精保存，但酒精殺菌的效果會隨浸泡時間增加而降低，通常無法延長到隔天，因此不保證衛生。

◎認識常用瘦身穴位

穴位埋線是針灸的改良及延伸，因此和針灸一樣，通過辯證論治，靈活運用選穴、配穴，以提昇減重療效，一般門診在實施穴位埋線時，取穴以中脘、關元、帶脈為主穴，然後再依據四種肥胖症型加取若干穴位。

以下是治療四種肥胖症型常用的加取穴位：

1.脾虛濕阻型肥胖：水分、天樞、豐隆、三陰交、脾俞。

2.胃熱濕阻型肥胖：曲池、內庭、四滿、腹結、胃俞。

3.肝氣鬱結型肥胖：太衝、行間、期門、膻中、肝俞。

4.脾腎陽虛型肥胖：脾俞、腎俞、足三里、氣海。

體雕常用穴位：

1.面部（嬰兒肥、雙下巴）：頰車、大迎、地倉、巨髎。

2.上肢（蝴蝶袖）：曲池、合谷、天府、俠白、臂臑、臑會、天宗。

3.腹腰部：氣海、大橫、天樞、關元、水分、中脘、梁門、帶脈、水道、腹結。

4.背部：大腸俞、五臟背俞穴、雙側三焦俞、雙側脾俞、雙側胃俞。

5.下肢（大腿、小腿）：梁丘、豐隆、足三里、公孫、三陰交、承山、陰陵泉、上巨虛。

肥胖相關疾病常用穴位：

1.高血脂：風池、內關、足三里。

2.糖尿病：照海、中脘、三陰交、腎俞、脾俞、肺俞。

3.內分泌失調：三陰交、合谷、脾俞、腎俞、命門、足三里。

4.失眠焦慮：合谷、內關、三陰交、神門、足三里。

5.不孕症：歸來、三陰交、足三里、腎俞、脾俞、關元。

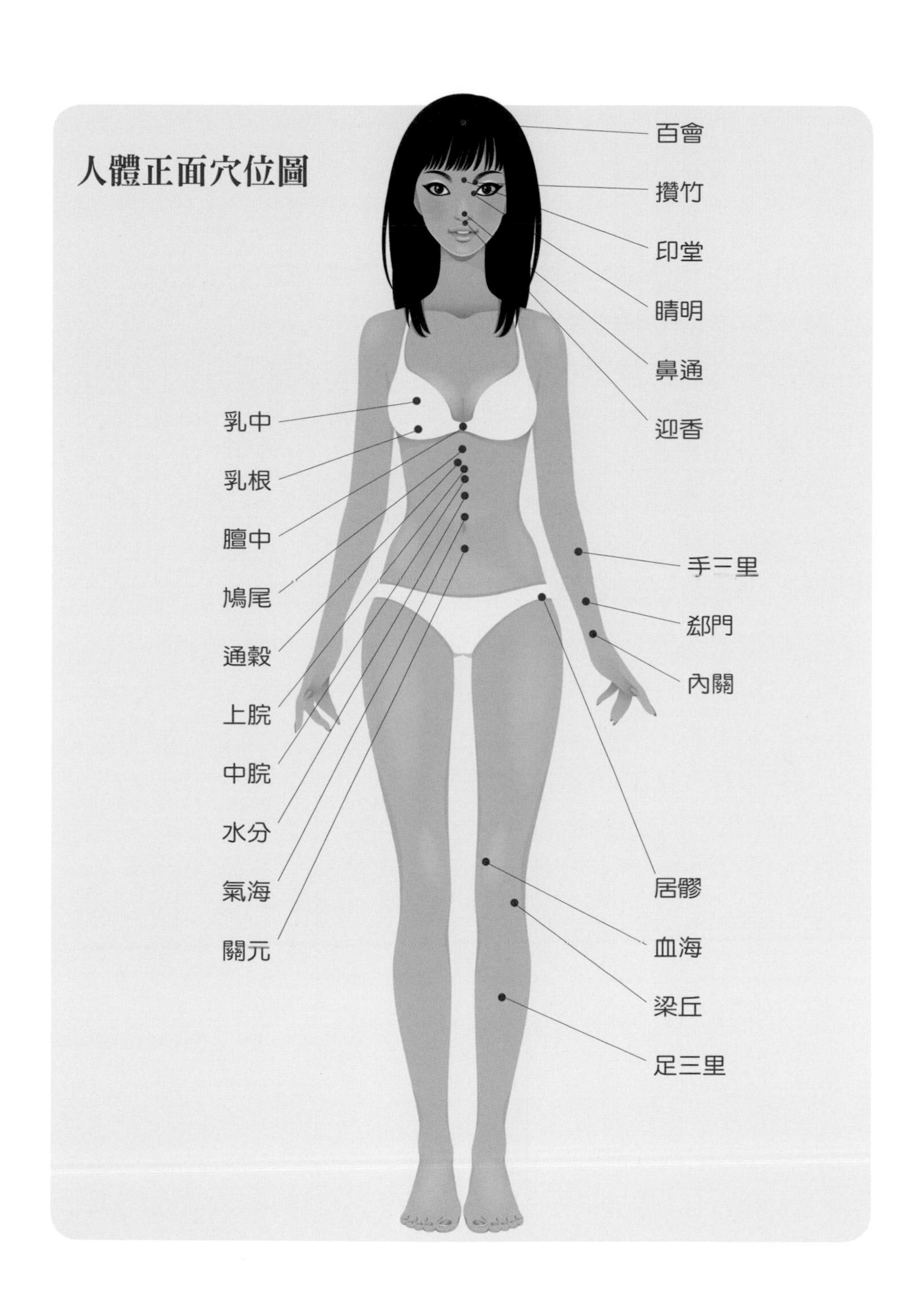
人體正面穴位圖
百會
攢竹
印堂
睛明
鼻通
迎香
乳中
乳根
膻中
鳩尾
通穀
上脘
中脘
水分
氣海
關元
手三里
郄門
內關
居髎
血海
梁丘
足三里

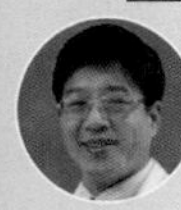

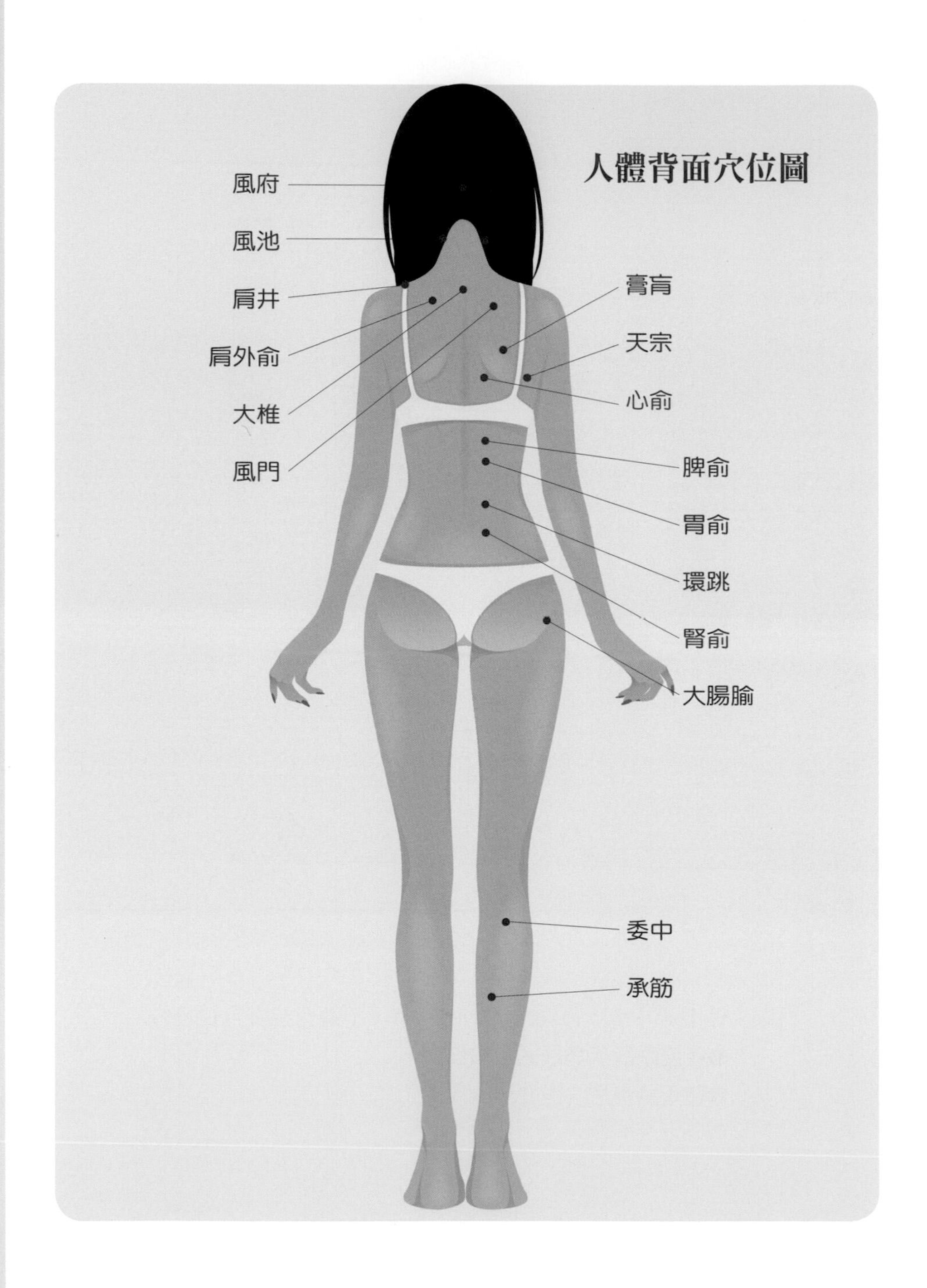
人體背面穴位圖
風府
風池
肩井
肩外俞
大椎
風門
膏肓
天宗
心俞
脾俞
胃俞
環跳
腎俞
大腸腧
委中
承筋

◎穴位埋線後的注意事項

穴位埋線雖然傷口微創，但仍屬侵入性治療，可能因傷口照顧不良，引起發炎感染，建議患者在埋線後的照護需留意以下幾點：

❶埋線後，局部出現痠、麻、脹、痛的感覺是正常的，是埋線刺激穴位後針感得氣的反應，一般持續時間2～7天左右即會自然消失。

❷埋線後若有瘀血腫痛，代表皮下微血管出血，並不會影響健康及療效，埋線後48小時內，可冰敷來止血消腫，超過48小時後，則改以熱敷來散瘀血。一般瘀血約在二周內會消失，不會留下疤痕。

❸埋線後於埋線處輕微拍打、按摩，能增強療效，達到快速塑身的效果。

❹埋線後若有摸到線頭露出皮膚外，請回門診請醫生將線取出，並重新埋線即可。

❺若埋線後局部出現紅、腫、熱、痛或硬結腫大等情況，應儘速回診，請醫師做適當的消腫處理。

❻埋線後，為預防埋線部位感染及發炎，8小時內勿碰水或沐浴。

注意，這些人不適宜做穴位埋線！

穴位埋線基本上適合所有體質的人，但考量部分患者因病或身體處於特殊狀態，免疫復原能力較差，為健康起見，應針對病情加以控制，或身體狀況恢復正常後再考慮接受穴位埋線。以下幾種類型的肥胖者，不適合接受穴位埋線：

❶免疫系統疾病或過於虛弱者。

❷嚴重的糖尿病及心臟病患。

❸蟹足腫體質。

❹懷孕。

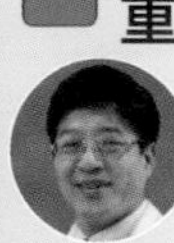

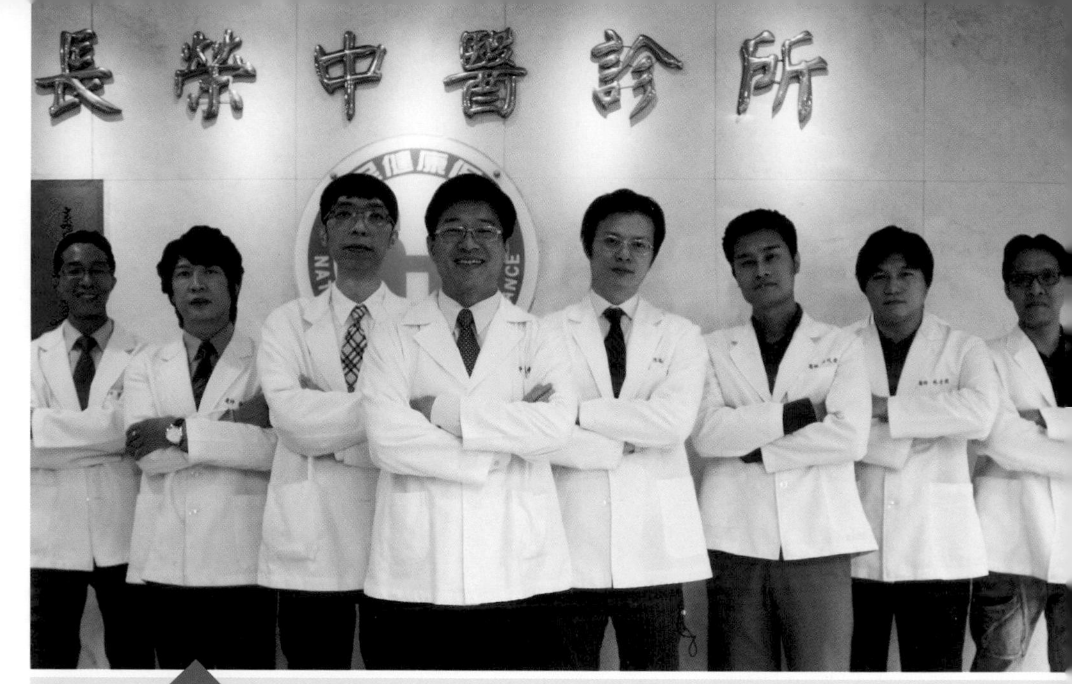

第5章

中醫減重成功個案心路歷程分享

個案1 X小姐：飲食控制搭配中藥，胖妹變身自信伴娘

首先，我要感謝我的妹妹，因為在去年底時我被告知是她的伴娘之一，為了讓自己留下伴娘的美好回憶，也不想讓妹妹的婚禮照太「慘不忍睹」，於是下定決心開始減肥。

對於如何激發減肥的動力，有人告訴我，去買一件很貴、自己又很喜歡的衣服或褲子，掛在每天都看得到的地方，這樣子就會有減肥的動力，但偏偏我不是會因為塞不下的衣服，而讓我有減肥動力的人。

這要歸咎我太過自我，對事情總是三分鐘熱度，覺得好玩或有成就感才會堅持下去，剛好妹妹的終身大事，對我而言有一個很大的減重壓力，因為我想要呈現一個伴娘最好的狀態。

我最胖的時候一度將近90公斤，那時候的我其實沒有什麼感覺，只覺得自己胖了，但應該沒有很過分，加上那時候的工作型態是在家裡接案子，每天穿著睡衣或是寬鬆的衣服就可以直接在電腦前開工，所以根本不曉得自己胖得很誇張。

由於時間緊迫加上口慾很旺盛，我聽同事說她在常（長）榮中醫減重，成果很好且每個同事都誇她現在變得超美的，所以我就來試試，把我的壓力分散一點給林醫師。沒想到短短幾個月時間內我就成功了，從9字頭到現在6字頭，比我的目標還更瘦，林醫師真是太厲害了。

以下分享一下我在這段減肥期間是怎麼過的，由於我無法完全照著林醫師給我的注意事項執行，所以自己整理出一套方法，再搭配減肥中藥，給大家參考囉！

運動：用快走的方式上下班，一趟大概30分鐘，一天快走的時間大概有1小時，省交通費又健康，我覺得效果不錯。

飲食：把白米改成五穀雜糧米，飯量減半。不喝飲料，多喝水，但每天還是會喝一小杯半糖的紅茶，當作沒有暴飲暴食的獎勵。宵夜則是絕對嚴禁。

中醫：醫師開的中藥按時吃，其實蠻有飽足感的，不會整天都覺得超餓。

我自己認為醫生提供飲食注意的部分，可依照自己的作息跟狀態來調整，另外，在回診時也可以跟醫師討論，尋找一個最佳的平衡點，讓自己不會太有壓力，不這樣的話真的會很容易就放棄了。

個案2 辜小姐：不求速效，埋線讓我慢慢瘦

我本來沒想過看中醫減肥，會埋線純粹是因緣際會。某次陪朋友到常

（長）榮中醫看診，陪朋友等很久，想說要等那麼久乾脆也看一下好了，結果一看就看到了奇蹟！

自己進診間看了才知道，之所以會等這麼久，是因為細心的院長是一個一個親自問診，詳細了解病人的狀況後才會給予最適當的建議，不會為了賺錢就隨隨便便開藥打發，特別是埋線絕不假他人之手，所以才會這麼久，但我覺得這是值得的。

我本身不算太胖，但身體幾個部位總覺得贅肉太多，想讓它變得更有曲線、更加緊實，為了想及早達成目標，我很認真配合吃藥，一個月就很明顯看出效果了，穿褲子都鬆鬆的，整個就小了一個尺寸。

診所的護士們都很細心，講解都很認真，我就決定接受醫師的建議用埋線的方法減肥，每個星期都來報到，大概只過了一個多月，奇蹟的事發生了，站上體重計，我竟然瘦了4公斤，整個人瘦了一大圈，原來常（長）榮中醫這麼受歡迎不是沒有原因的。

雖然我本人不是很胖，但是因為要減的都是重要的關鍵點，院長幫我做身體的雕塑真的非常感激。我覺得常（長）榮中醫之所以讓病患放心，是因為它不誇大，也不講求速效，讓病患不健康的瘦，只看到成果卻弄壞了身體。更好的是，看減重門診的同時還能順便調整體質，我原本月經都不正常報到，讓我非常困擾，經過林醫師的調理後，我現在就算不吃藥，經期也是正常報到，變得很規律，真的很開心，真的感謝院長、護士們，我相信姐姐妹妹們一定能在這裡變得更漂亮更瘦，感謝常（長）榮中醫！

個案3　呂小姐：埋線加中藥，減重同時調理身體

我是一位網球選手，每次運動過後總是想大吃一頓來彌補自己一天的辛勞，但對步入中年的我而言，減肥似乎是每天必須謹記在心的「戒條」，更

是餐餐必須面對的「煎熬」，年紀一過30後身體的代謝機能變差，就算加強運動也是無法改變的事實。周遭的親朋好友屢勸我「減肥是明天的事」，意志不堅定時，在美食的誘惑下沉淪享樂，換來的總是隔日體重計上可怕的數字和不盡的懊惱，只能期許自己未來能抱持「減肥成功」的毅力，別再重複罪惡感的輪迴！

其實對於中醫埋線減重早已耳聞多時，只知道遠在新北市中和地區有一家常（長）榮中醫，但對路癡的我來說，實在是遙遠的路途，也因為忙碌而沒有積極去尋找，直到某日驚見住家附近的吉林路有塊綠底招牌寫著「常（長）榮中醫」，心想，會是中和那家埋線減重名醫「林朝慶醫師」嗎？為了慎重起見，回家查詢網路資訊，確認是同一家，真是令人興奮，感覺自己的體重救星就在身邊出現了！

第一次進入診間，嚇死人了，人滿為患，等了超久時間，一度懷疑自己每個禮拜都能這樣排下去嗎。但在第2週回診時，體重掉了1.5公斤，超開心的！

除了埋線外，自己在吃中藥這段期間食慾降低，進食的量也變少，平日便秘的情形也變得順暢無比，開心，加上臉上的粉刺痘痘也跟著少很多，一舉數得。難怪大家都願意每週這樣等，感謝林醫師，解決我多年的問題，還有美麗的助理群的幫忙和鼓勵，真的要說「有常（長）榮真好」！

個案4 魏小姐：健康減重揮別臃腫胖妹人生

體重過重一直是我從小到大的煩惱，因為家族遺傳的關係，胖的部位很明顯的都在四肢，平常上班穿套裝露出結實的雙腿，總讓我沒自信面對自己，也不敢去和同事閒聊，上班總是不開心，甚至想躲在家裡不想出門，別人只要少吃多運動，或是不喝太多的水，都能輕鬆瘦一圈，我即使照做，體重就是一點都不減。

因為肥胖，求學的過程中一直都是被同學嘲笑的對象，連心儀的男生都認為我是個小胖哥！缺乏自信、沒有男人緣，是身為胖妹的我一直以來的惡夢，直到有一天，母親終於看不下去，心疼我一直以來被自卑糾纏，才帶我去朋友介紹的中醫診所看診。

聽說林院長的醫術了得，試過各種減肥方式的我，一開始也半信半疑，直到後來成功減去滿身肥肉，揮別胖妹人生，終於找到自信和歸屬感！讓我印象特別深刻的是，每次就算看診看到很晚，林院長依然充滿笑容，讓人不會很緊張，還有診所裡細心、體貼、活潑、可愛的護士小姐們。常（長）榮中醫讓我發現，原來減肥也能很健康、很輕鬆。

個案5　莊小姐：營養均衡，減重也可以很健康

我本身從事房仲業，每天接觸的都是第一次見面的人，總想讓見到我的人對我有好印象，但連自己都不喜歡現在的我，別人怎麼會喜歡呢？所以我偷偷向同事問了他的減重秘方，她告訴我是在常（長）榮中醫找林院長減肥的。

經由同事介紹，加上親眼見證同事2～3個月瘦了15公斤，所以自己也想來讓林醫師解救一下不受控制的滿身肥肉。第一次看診時，看到超多人，本來有點卻步，但後來抱著姑且一試的心態。

乖乖等候了好幾個小時，終於輪到我看診。我沒有埋線，只用吃中藥的方式減重，自從開始服用常（長）榮中醫的藥後，不僅身材受到控制，沒有「持續發展」的跡象，連身體都比以前好。

林醫師不僅讓我常偏頭痛及水腫的症狀改善許多，睡得也比較好了，而經由林醫師在飲食上的建議，少油、鹽、奶之外，其他都可均衡進食，營養不會失衡，這樣做除了能有效達到減重的目的，也能瘦得健康，希望自己能持之以恆，也能完成林醫師對我的期待！

個案6 郭小姐：加強心理建設，減重不焦躁

吃美食就是我的工作，所以自出社會後身材就是胖胖的，一直都瘦不下來，我試過許多減重方式，但最後都無疾而終。

本來並沒想過用中醫減重，但是看到妹妹男友的大肚腩慢慢變小，好奇詢問之下，才知道他跑去埋線。聽他說著減重過程，讓我異常心動，因為自己曾試過很多減肥方法，每次都告失敗，因為過去都用「非人道」的方式虐待自己，斷食、只喝流質食物等，一開始確實有點效果，但最後都因為太痛苦，撐不下去後就復胖，反反覆覆，幾乎想放棄。

後來看到妹妹男友的例子，決定鼓起勇氣再給自己一個機會，就到他看診的常（長）榮中醫。第一次去，見識到林醫師親切問診及專業的態度，很佩服。我覺得，林醫師除了高明的醫術外，還會給病患心理建設，不停鼓勵我，常常說，要瘦真的不是件難事，但首先要調理身體。

接著，醫師告訴我要如何調整飲食才能達到瘦身而不傷身的方法，也因此，讓我對減重這件事完全改觀，心態上能夠抱持比較輕鬆愉快的狀態。看診後不到3個月時間裡，配合調整體質跟埋線，我瘦了7.5公斤，現在的我更有信心朝健康與美麗邁進！

個案7 吳小姐：中醫把脈埋針，減重順便改善痠痛

會到常（長）榮中醫，原本是抱著「死馬當活馬醫」的心態，因為試過多種減肥方法一直沒效，想說姑且一試，反正沒瘦也就是這樣。看診至今已逾一個月了，雖然不是瘦得很明顯，但有瘦一點，而且我相信這樣才是對健康無害。

加上每次看診經由林醫師細心的把脈、埋針，微調藥物的使用，讓我感覺

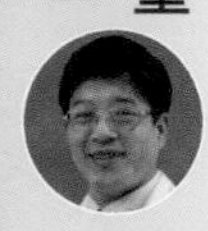

到自己身體的變化，有很大的改善。平時練球腰痛一直是我長久以來的困擾，躺著不舒服、坐著也不舒服，也不能久站，也因為腰痛的關係感覺雙腳總是麻麻的，也不知道到底是什麼問題？把脈時無意問起林院長這個問題，沒想到他表示可以順道透過埋針的方式得到即刻的舒緩，當時我還不敢相信，沒想到治療一兩次後馬上感覺舒緩很多，這點讓我感受甚深。

在常（長）榮中醫不僅能減重，也同時治好我許久的病痛，我覺得真的很值得！

個案8 X小姐：經驗分享增信心，朝理想體重邁進

減重一直是我每天提醒自己的功課，但看到美食總是克制不了吃的慾望，加上朋友多，相對聚餐也多，體重過重的困擾一直無解。

第一次聽到「常（長）榮中醫」，是在逛某知名品牌小禮服的時候，身材穠纖合度的店員，跟我分享了她在常（長）榮中醫成功減重的經驗，很巧的是，一旁的客人也立即有人分享她成功瘦下8公斤的心得，而且是純中醫，讓人很放心。

雖然她們一直提醒我，看診人數很爆滿，要等很久哦！我還是心動地立即來報到，希望可以減下每每減一減就停滯的體重。而且我發現只要事先預約好看診號碼，抓好時間出門，其實等待的時間還OK。我還在革命的過程中，但這段時間已成功減去一些體重，我很有信心會繼續努力，健康的減至理想的體重。

個案9 X小姐：埋線甩肉成為夢想中的美麗新娘

2011年春節過完，我進入我人生中最胖的日子……但我馬上要結婚了。面

對鏡中沒腰、粗腿和圓臉的自己，實在不能忍受！雖然過去有過減肥的經驗，但那些都是在學生時期，利用暑假期間「全力衝刺」才會變瘦，而那種方法實在不適合要工作的上班族。

求助同事好友，他們告訴我有一家中醫減肥十分有效，推薦我可以去看看，於是我就帶著64公斤的體重來到常（長）榮中醫診所。記得第一次去的時候有點小感冒，我本來沒有提出我有感冒的症狀，因為想說是來看減肥的關係，但林醫師非常細心，馬上就注意到了，還提醒我溫度沒有超過26度盡量不要穿短褲或短裙，讓人真的覺得很窩心。

在吃中藥和埋線兩者並進，加上早餐不吃麵包以及晚上不吃澱粉的雙重策略，兩個禮拜後我就瘦了4公斤。我覺得過程中壓力不是太大，一個禮拜還會讓自己吃一次甜食或是炸物獎賞自己，然後持續注意體重，最終我成功甩掉14公斤，拍了美美的婚紗照。謝謝你，林醫師！

個案10 X小姐：中藥搭配運動，健康減重不復胖

以前我是一個大胖子，體重直逼9字頭，加上身高不高，所以遠看就像一顆球在滾。讀書時，不知是身邊的人太好，還是不好意思跟我說，讓我一直處在自我感覺良好的狀態；直到出了社會，開始有了比較、競爭，雖然會覺得現實，但也才真正體會到外在還是很重要的。

我用過的減重方法多到嚇人，其中只有幾個有一點效果，大部分的方法就算瘦了也都很快就復胖，挫敗感真的很大。後來聽朋友介紹，決定去看中醫，開始吃中藥後，也很認真控制飲食，慢慢調整步調，之後每星期平均都會減1～2公斤，當然期間也有鬆懈體重回升的時候，但是只要節制一下，再搭配醫師開的藥，馬上又會再下降，就這樣持續快一年，20公斤不見了。

從剛開始的8字頭到現在的6字頭，雖然還不是很瘦，但是跟當初比起來，

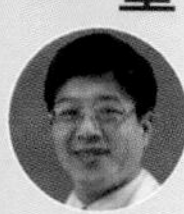

自己都有感覺負擔沒那麼重，做事也比較不會累、不會喘，健康許多。雖然一開始我的確是為了外在減重，但現在我才知道，減重的真正目的是為了自己的健康。

個案11 駱小姐：中藥抑制食慾，成功甩肉20公斤

我家就住在吉林路附近，每次經過常（長）榮中醫診所，總是看到到半夜都還大排長龍，很好奇這家中醫在幹嘛？好奇之餘上網查了一下，才知原來是知名診所！

雖然我從沒想過可以用中醫方式減重，也對減重一事不太積極，但心想，這麼熱門，一定要來試一次看看。我第一次是晚上12點才到診所，診所還是很多人，但晚點來感覺滿快就看到診了，沒有等很久。

我之前看過其他醫院的減肥門診，都沒有很明顯的成效，這次從朋友的朋友口中聽到常（長）榮中醫，就想來試試看。這裡的方法是早、午餐可以正常吃（當然不能大吃特吃，或是專挑油膩的東西吃），晚餐則是不能吃澱粉類，一開始的確很不適應，但久了也就習慣，並不會覺得特別餓。

我來常（長）榮中醫看診已經快2年了，從原本的85公斤，到現在差不多65公斤，減了20公斤，超感動的，謝謝常（長）榮中醫！

個案12 葉小姐：中醫減重讓我揮別大尺碼人生

我本身工作很忙，所以靠美食來犒賞自己，但我還未婚，怎麼可以因為工作把身材棄之不顧呢？之前就聽說中和常（長）榮中醫減重很有效，但中和實在有點遠。

2010年，吉林店開幕後，我來到常（長）榮減重。自77公斤減至62公斤的

過程並沒有太大的痛苦，或是折磨自己的感覺，反而從周遭人讚美自己改變很多的過程中，獲得很大的成就感，也終於可以買到第一雙長筒靴，還開啟了「衣櫃大換血」的治裝行動。

我在常（長）榮中醫除了減重外，還做了針灸肩頸及調理身體，等於看診一次，減重、肩頸放鬆、中暑或感冒都一併處理。此外，在這裡還交到許多不同行業的朋友，大家互相打氣，讓看中醫成為每週最歡樂的時光。

個案13 洪小姐：二次減重，決心達到理想體重

早在3年前我就在常（長）榮看過診，三個月瘦了13公斤，但當時病患真的太多，我的時間不多，所以後來就放棄了。直到今年到醫院看了新陳代謝科，發現肝指數不正常，也有脂肪肝的問題，得知常（長）榮在台北也有分院，離家較近，比較方便，於是決定重新去找林醫師。

二次減重，不到1個月我就瘦了4公斤，而且瘦身的過程幾乎沒有痛苦，林醫師也一樣十分仔細且親切的問診，所以這次我一定要堅持達到我的理想體重，不會再中途放棄了。

個案14 X小姐：中藥加運動，瘦得健康又漂亮

我減肥的動機是與同學一起拍畢業照時，居然有人說我是同學的媽媽，當時雖然不高興，但只覺得沒那麼誇張吧！直到同事的一位大姊某天說我像吹氣球一樣，一直胖不停，回家向妹妹抱怨，妹妹卻說，「你不覺得你沒有什麼衣服穿嗎？」頓時晴天霹靂，當下我才決心要減肥，減到可以穿下我妹妹的衣服為止！

有一次上髮廊，看到自己固定的髮型設計師在生完小孩後成功瘦回原本的

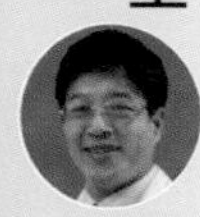

身材，又健康又漂亮，一探，原來她是在常（長）榮中醫看減肥門診，於是決定親自去一趟，看它到底多神奇。

第一次去看門診時我的體重高達63公斤，超殘酷的數字，但林院長告訴我，我一定可以瘦到50公斤，要有信心。什麼？「50公斤」，那可是我從國中以後就沒再見過的數字。雖然心裡半信半疑，但還是聽從林醫師的指示，不吃牛肉、豬肉、不喝糖分高的飲料、每日五點過後不吃澱粉類的食品，禁食宵夜，搭配中藥。

如此實行一段時間之後，體重果真慢慢往下掉，中間一度停滯，我就更加努力運動，週一、週三、週五練瑜珈，週六跑步，讓體重又開始下降。我覺得減重時最開心的就是聽到朋友說我瘦了，而且瘦得很漂亮，不會氣色差。我成功減重至今已1年半了，都沒有復胖，真的非常開心。

個案15 X小姐：減重前調身體，才能健康甩油

我今年48歲，身高約162公分，體重原本72公斤，因為看了常（長）榮中醫，體重目前已經掉到53公斤，身型曲線比年輕時更美，讓我重新擁有自信。

我和其他在常（長）榮中醫看減重門診的人有很大的不同，因為我去看診時正為憂鬱症所苦，每天都得服用抗憂鬱藥及安眠藥，心情一直很低落，連帶身體狀況也很糟糕。我第一次見到林醫師時，他堅持要我先調養身體和改善精神狀況，讓我真心覺得林醫師非常有醫德，不會為了賺錢就隨隨便便開藥方，而是真心為病患著想。

就這樣，我每個星期去看一次門診，也固定去市立聯合醫院仁愛分院做心理諮商，直到心理諮商師對我的轉變及不再拿藥感到驚訝及替我開心，也告知我不必再掛門診，表示我痊癒了。接下來，我放心的把減肥大事交給林醫師，現在的我變得很有自信，再也不怕見到以前的朋友。

個案16 王先生：因肥胖而生病，中醫減重讓我重拾健康

我身高176公分，體重呢？唉，有118公斤耶！以前並不特別覺得自己胖到不行，直到畢業後開始面試時，因為外在屢次碰到挫折及難題，承受了痛苦，心理上也留下陰影。後來覺得與其自怨自艾，不如正視問題，加上那時生了一場大病，讓我痛定思痛，深深覺得肥胖是疾病的根源。

在某個偶然的機會裡，巧遇一位多年不見的朋友，得知他去常（長）榮中醫做埋線加吃中藥，讓他減了不少體重，於是我決定去試試看。剛開始吃藥時，沒有甚麼異狀，後來有時會反胃，自己覺得是身體對某些藥物過敏，所以跟林醫師反映，而他也都能適時做調整，讓我不適的症狀減輕，後來就沒有再出現其他特殊狀況，體重也持續往下降。

現在我的體重大約是88公斤，瘦了30公斤，但我想再瘦10公斤，才是理想體重。我要擁有健康的身體，也要讓自己變得更帥。謝謝常（長）榮中醫讓我的生活有了滋味，讓我能勇敢表現自我。

個案17 吳小姐：隨時反應身體狀況，讓減重更順利

我已經是兩個孩子的媽媽了，因為喜歡交朋友，只要朋友有聚餐，我都來者不拒，讓我的體重從生孩子後就再也沒下降過，還節節高升。有時搭捷運，別人還會讓座給我，以為我是孕婦，也曾被鄰居關心是不是要生第三胎。正當心理燃起減肥的慾望時，剛好看到好朋友三姊妹在同時間「體積」突然都縮小了，心想，是老天爺在給我暗示嗎！於是，抱著必定成功的決心，去找她們口中的林醫師。

第一次去，坐在候診室時，就不斷聽到好幾位一樣是來看診的人在討論自己減重的「戰績」，讓我越聽越有信心。林醫師的減重處方大致上來說，重點

就是晚餐不碰澱粉類，不能喝含糖飲料，加上按時吃中藥。開始實行後，慢慢覺得胃口好像變比較小，對食物也不再有看到就非吃不可的慾望。

經過了3個多月的抗戰，我發揮驚人的耐力，也得到了美麗的成果。想告訴要減重的朋友，有林醫師的幫助，你們也行；但身體有任何狀況要即時向林醫師反應，因為充分的溝通對成功減重是很重要的。

個案18 X小姐：不用節食挨餓，減肥也可以吃三餐

我小時候並不胖，頂多被人說「肉肉的」。但自從上高中後，半工半讀生活壓力大，三餐不正常又常常熬夜，加上吃宵夜、喝酒等，不知不覺就胖了起來，也變得很容易水腫及便秘，雖然才20歲，卻覺得身體代謝功能很不好，而這樣的狀態大概維持了將近10年。

期間當然也試過不少偏門的減肥方法，雖然有效果，但總是在中斷療程後馬上就復胖，後來不曉得是不是因為亂減肥把身體搞壞，近年檢查出有子宮肌瘤，去做腹腔鏡手術後有如大夢初醒，不敢再隨便迷信偏方。直到在網路上看到許多人去常（長）榮中醫減重的心得，讓我重新燃起一絲希望，抱著再試一次的心態去看診。

看診時，院長都會連著其他的身體狀況一起問診，所以我就把排便不順的困擾告訴他，沒想到吃藥後便秘的情況有很明顯的改善，讓我很感動。我覺得常（長）榮中醫很特別的地方在於病患減重時不用過著「草食性動物」的生活，因為那樣真的很難持之以恆，在這裡，只要吃藥埋線，再針對飲食作些微調整即可，不用一直節食與挨餓。

至今，我很健康的瘦了至少15公斤，朋友和家人都說我瘦下來後變得更漂亮，讓我可以穿上想穿的衣服，身體也更健康，謝謝院長，也分享給大家。

成功個案分享

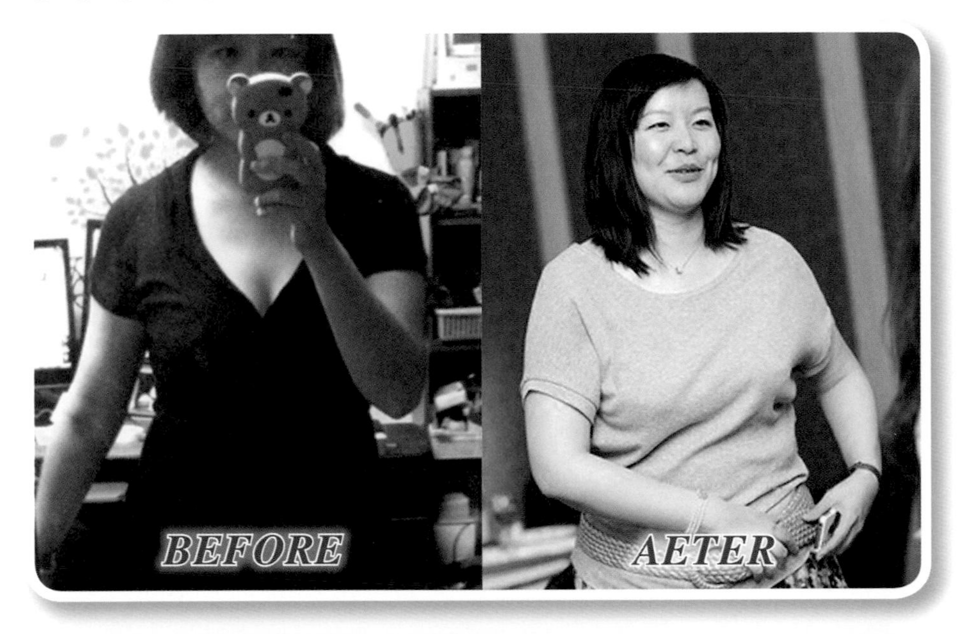

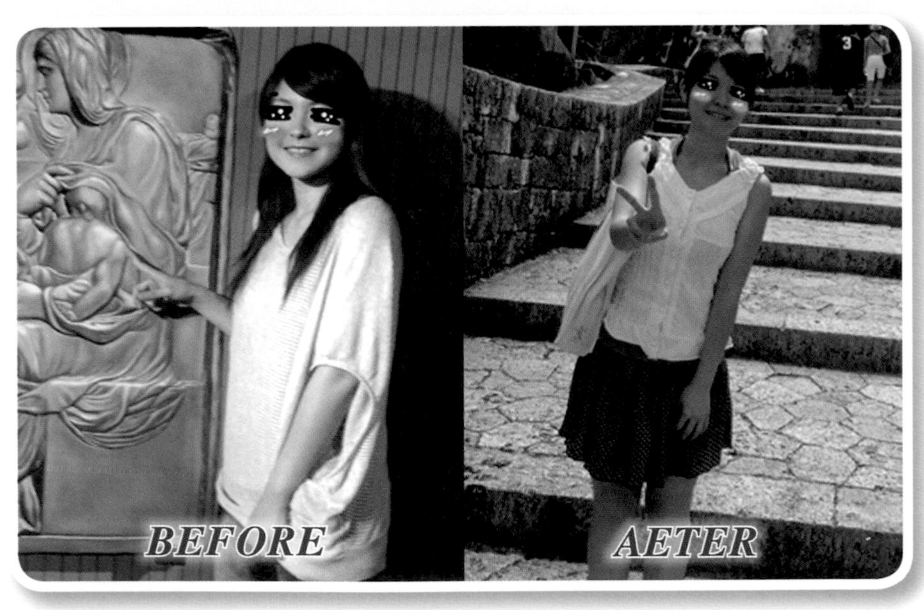

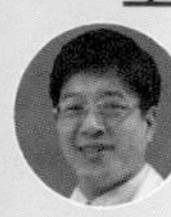

成功個案分享

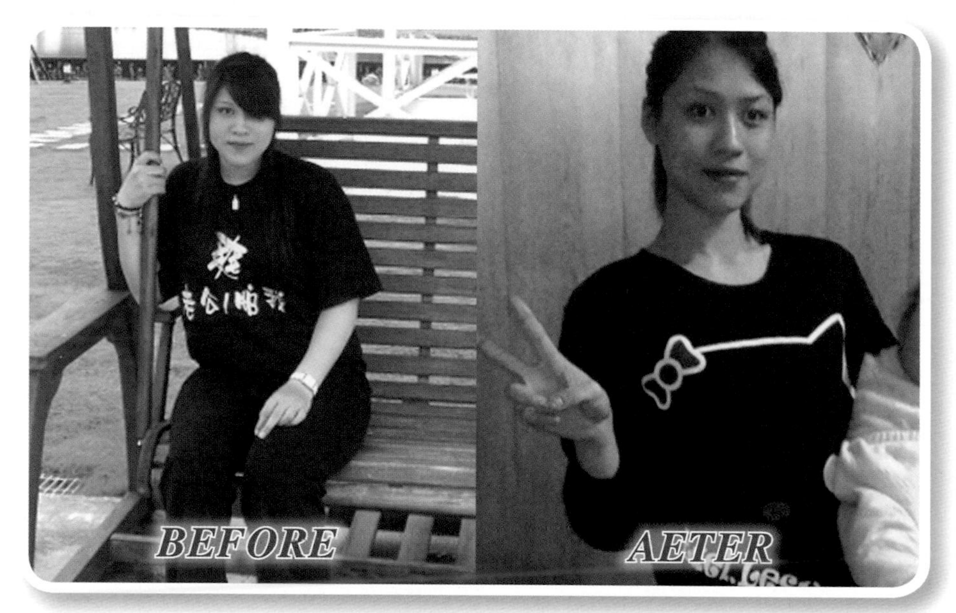

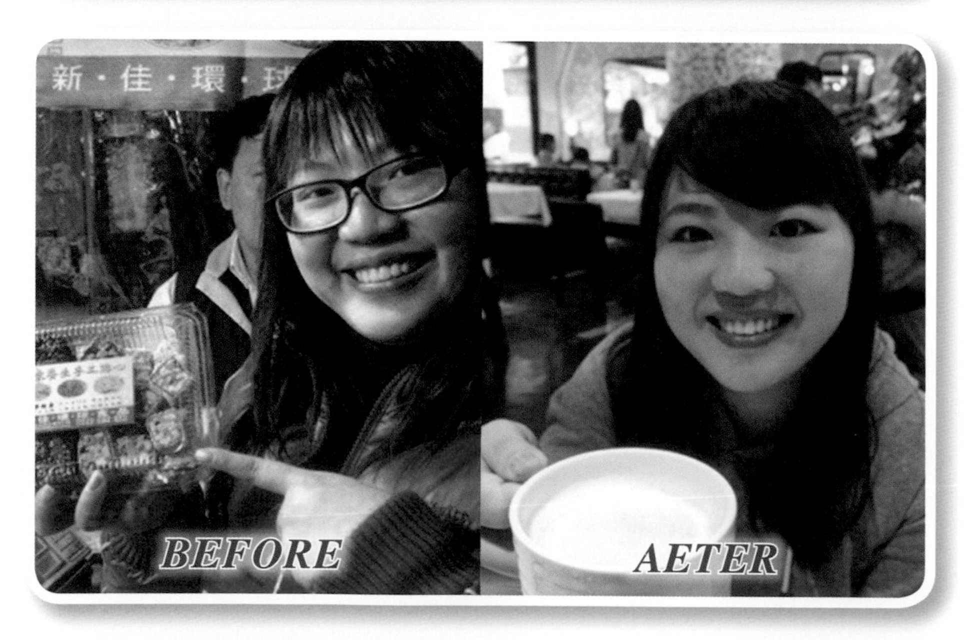

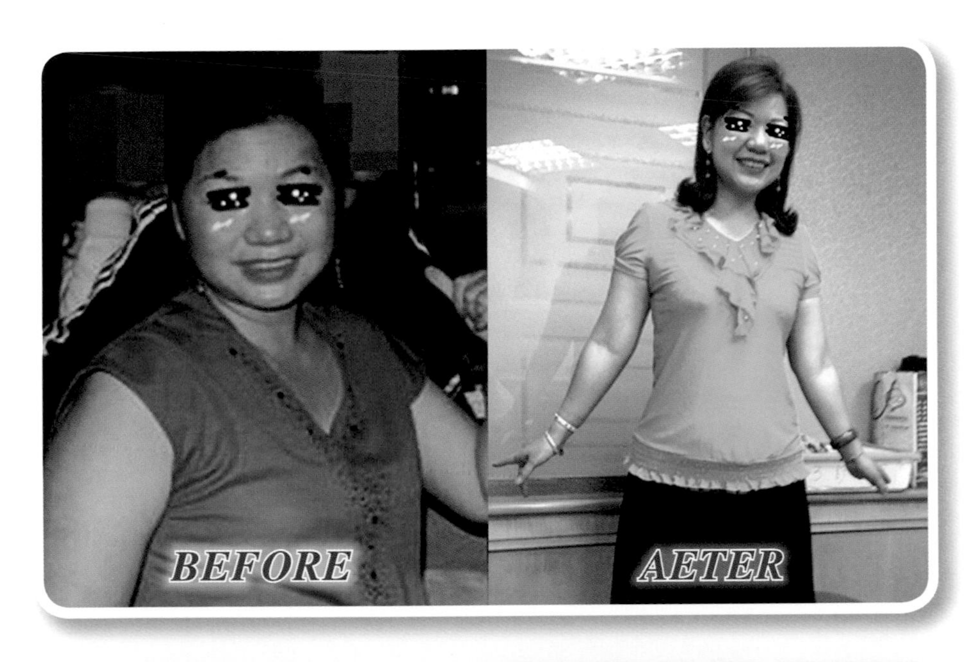
BEFORE
AETER

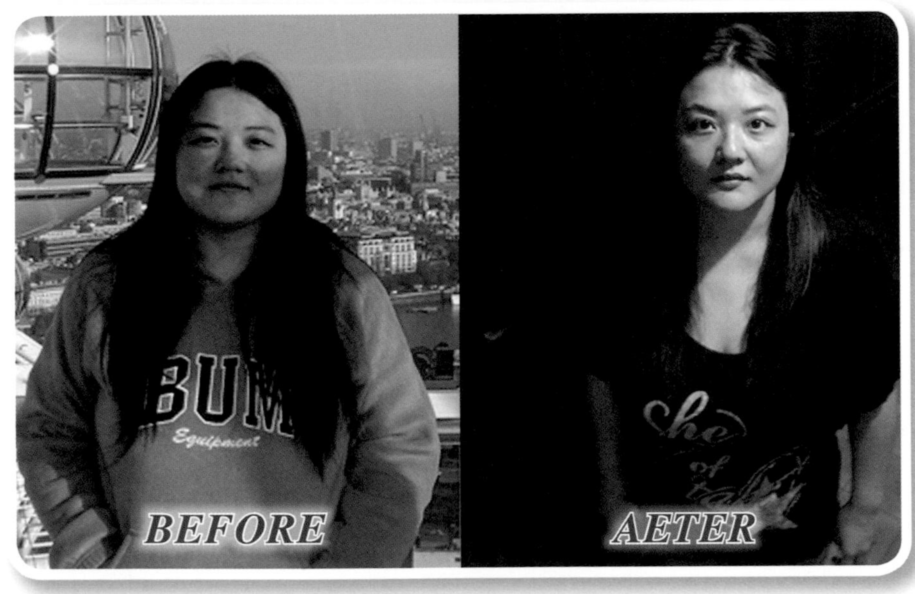
BUM
Equipment
BEFORE
AETER

第
1
章
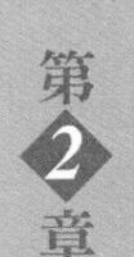
第
2
章
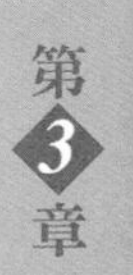
第
3
章
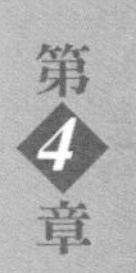
第
4
章
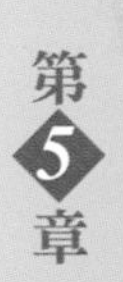
第
5
章
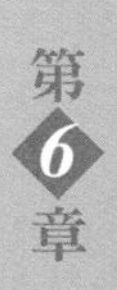
第
6
章

成功個案分享

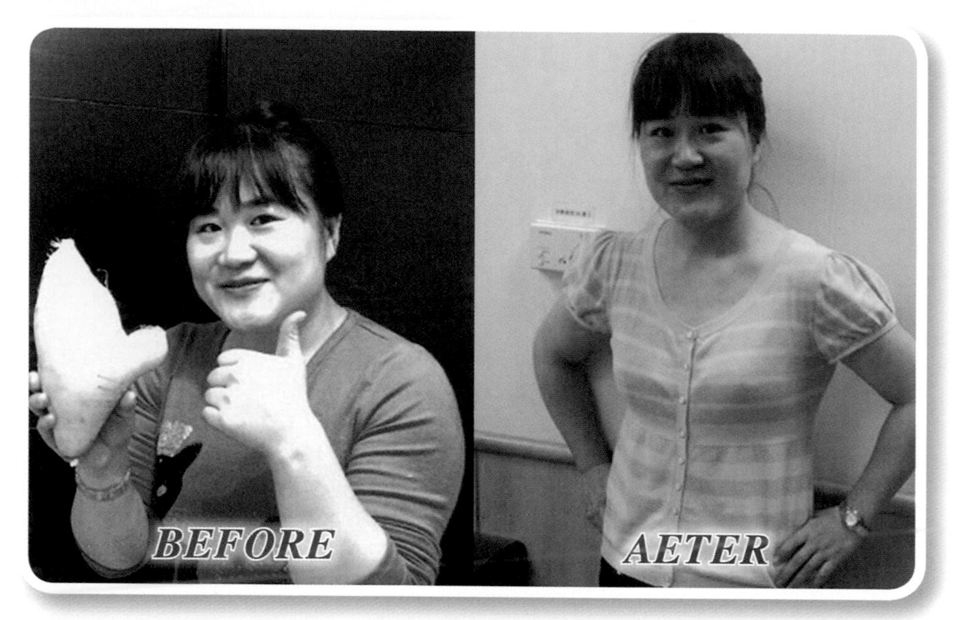

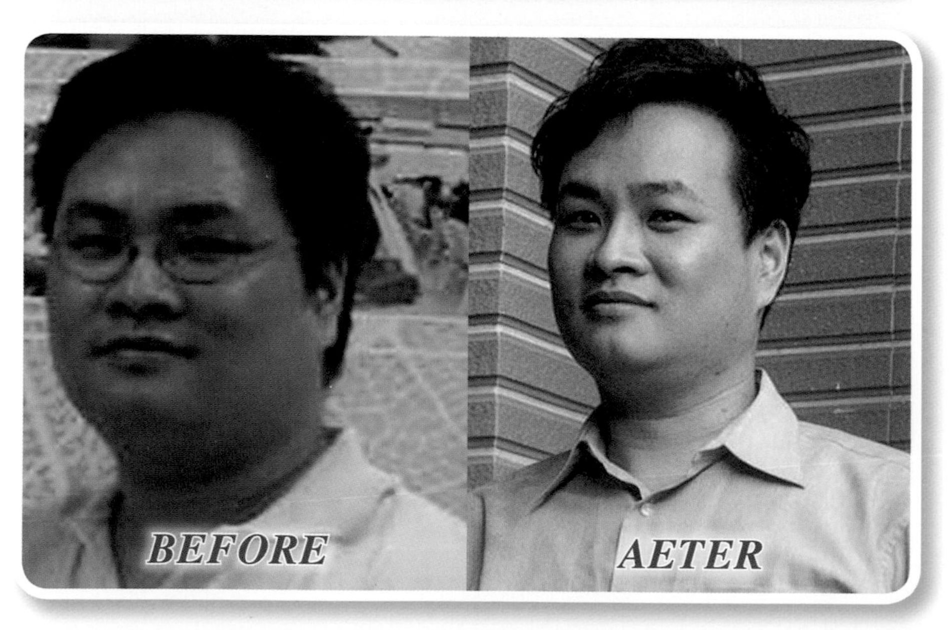

成功個案分享

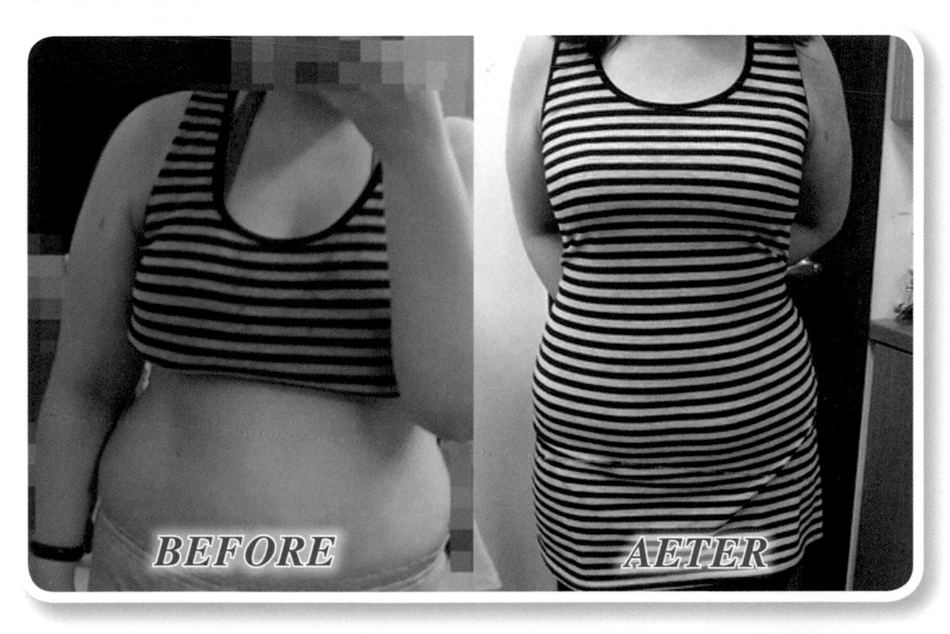
BEFORE
AETER

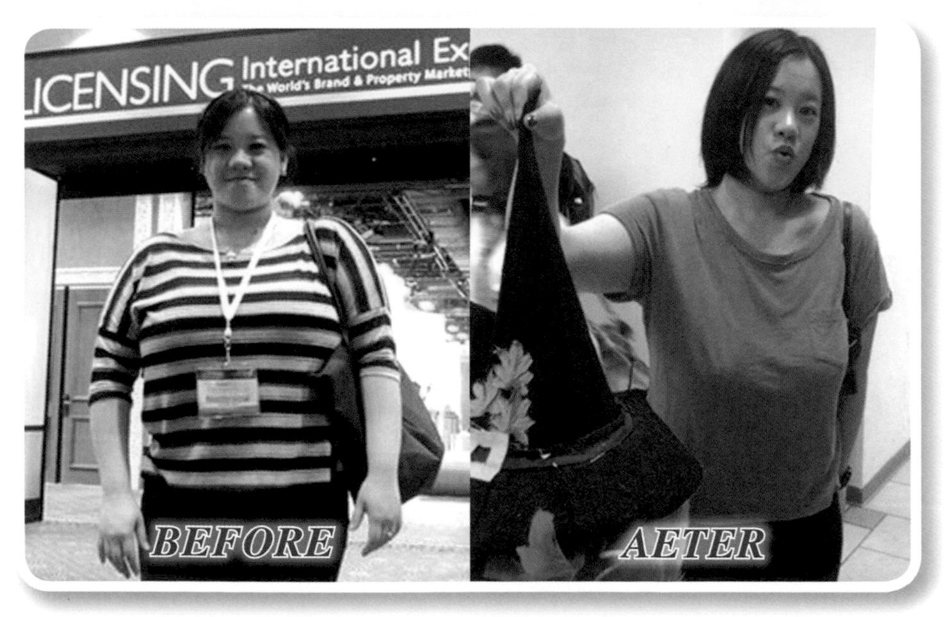
LICENSING International Ex
The World's Brand & Property Market
BEFORE
AETER

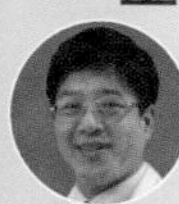

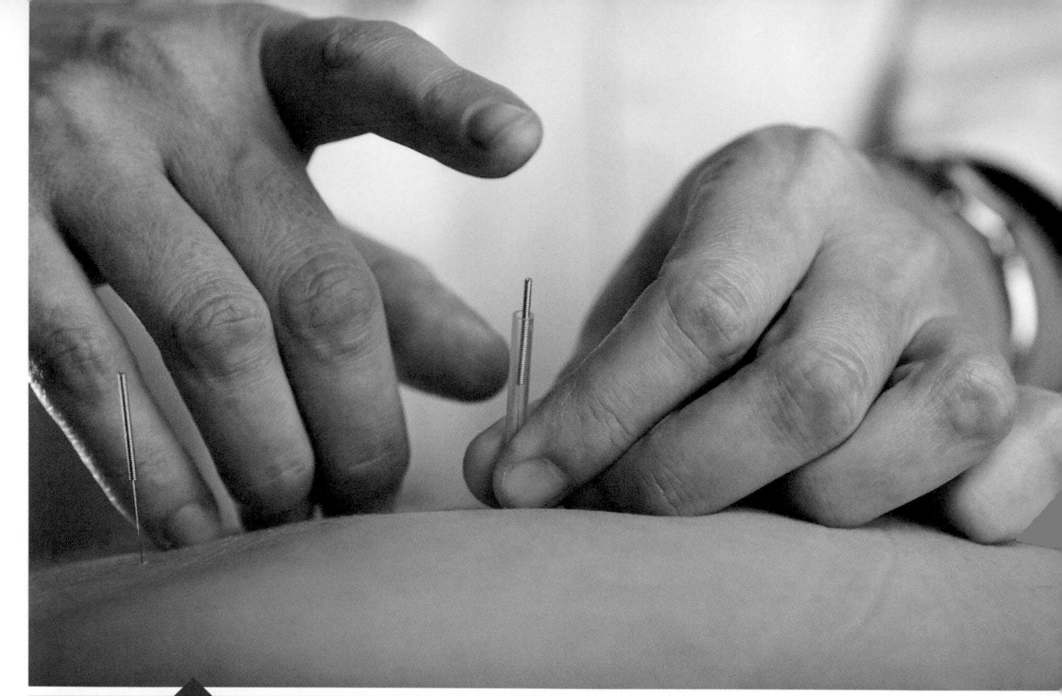

第6章 常見中醫減重Q & A

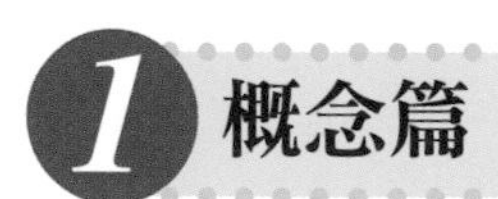

1 概念篇

Q 中醫真的可以減重嗎，原理是什麼？

想要消除肥胖，除了運用一般減重法一定會用到的基本原理「少進多出」，減少熱量攝取，增加熱量消耗之外，中醫認為還需要針對形成肥胖的體質加以改善。一般經中醫判定為肥胖的類型有四：胃熱型、脾虛型、肝鬱型、腎虛型，根據上述不同的症型，中醫師會給予適當的中藥調理身體，提升新陳代謝、排除毒素。之後，再進一步搭配穴位埋線的方法刺激穴位，促進身體血液循環，另一方面則減輕飢餓感，降低食慾，延緩餐後胃部排空的時間，達到減重的目的。

Q 中醫減重大概多久可以見效？瘦很快嗎？

一般採用中醫減重的速度應會在每週0.5～1公斤之間，這是真正減掉脂肪的速度。若見坊間強調快速瘦身，甚至一週減去數公斤，通常都只是減掉水分，有時是減掉肌肉。值得一提的是，由於肌肉的功能為燃燒多餘脂肪，減少脂肪堆積，因此，快速減重並非真正減去肥胖，而且一旦肌肉被減掉，基礎代謝率將隨之下降，減重很快就會進入停滯期，也就是說，吃得再少都不會更瘦，而且稍微多吃一些便馬上胖回來。所以安全減重最重要。

Q 我適合哪種中醫減重方法？中藥或是埋線？

建議進行中醫減重前先諮詢專業合格的中醫師，視個人體質及狀況而定，但一般都會以中藥搭配埋線的方法進行減重。中藥的部分多以調理體質為主，再由中醫師評估患者身上有什麼病因，適時加入減重藥物做積極改善。如久坐不動的肥胖者容易水腫，就利用消除水腫的藥材改善；至於食慾旺盛，經常感覺飢餓的人，只要提供增加飽足感的藥物，減少食慾即可。穴位埋線則能刺激神經內分泌系統，加速體內代謝，因此，當在部分穴位進行刺激時，如手臂、腰部、腹部及大腿等局部脂肪，便能透過穴位的持續刺激達到雕塑身體曲線的作用。

Q 如果是比較結實的胖（壯），中醫減重方式有用嗎？

一般來說，若無特殊原因，中醫減重對於結實型的肥胖仍是有效的。如上述所言，中醫認為肥胖是有分類型的，只要先行辨別肥胖種類，再針對個別體質對症治療，配合局部埋線，促進新陳代謝，基本上都有不錯的效果。其中，

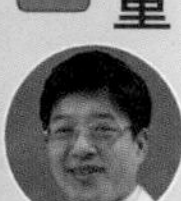

透過穴位埋線的方法可持續刺激身體穴道，促進脂肪燃燒，達到消除體脂和雕塑身型的目的。

Q 吃中藥減重可以順便調理身體嗎？

中醫減重療法首要注重的就是調理體質，而這就是一般人常說的「調身體」。一般在接受中醫減重時，首要的步驟就是由中醫師仔細問診檢查，在這個步驟除了要定義出病患所屬的肥胖症型外，還會一併檢視身體需改善的狀況，找出適合的個人治療方式。一般來說，其後每經過一段時間，醫師會因狀況的改善而調整藥物，因此，中醫減重為循序漸進式，享瘦同時能享健康。此外，值得一提的是，中醫減重除了希望將肥胖的根源去除，同時也針對肥胖帶來的病痛積極治療，其目的無非就是希望病患在身體健康的前提之下，完成減重目標，而不是用身體健康換來體重減少，因為這就失去了中醫健康減重的精神。

Q 如果是局部胖，是把線埋在肥胖的地方嗎？

一般來說，埋線通常都是將線埋在肥胖的地方，但仍需視其對應的穴位而定，通常埋線針數一次約是10～20針，切記，過多的針數並不會增加療效。中醫穴位埋線是在針刺基礎上發展起來的，是經絡理論與現代物理醫學相結合，為針刺療法和組織療法的綜合產物。根據患者的個體差異，不同的症狀與肥胖機制，進行合理有效的辨證選穴，在相應的穴位埋入羊腸線，以

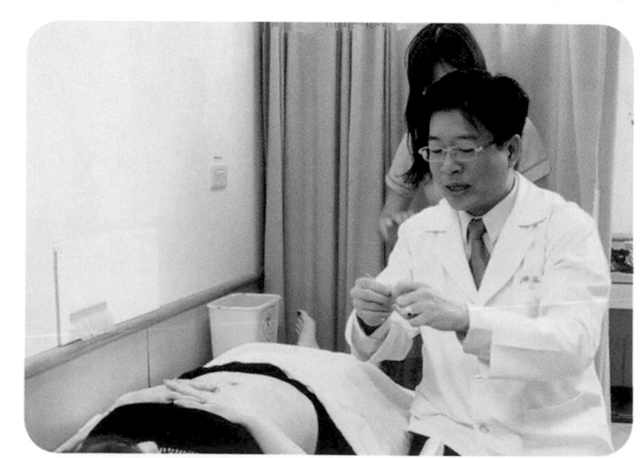

線代針，引起長效針感，抑制肥胖者胃腸消化吸收和亢進的食慾，從而減少熱量攝入，同時刺激、活躍肥胖者遲鈍的自律神經，促進人體脂肪的分解和消耗，達到減肥目的。

Q 埋線會很痛嗎？

常（長）榮中醫所選用的羊腸線，是經由衛生署核可的高品質線材（衛署醫器輸字000313號），安全性非常高，不易發生體內結塊的情形。所使用的針頭（衛署醫器輸字007649號），符合醫學中心的標準，較細的針頭讓患者在埋線過程中疼痛感較輕。一般來說，埋線後，由於刺激穴位的作用，讓不順暢的血路通順，所以會出現輕微的疼痛，但其痛感並不會太強，除非本身耐痛度極低，否則在多年的臨床經驗上，其痛感都是可以接受的。通常都是第一次很害怕，但也請放心，診所的助理人員都會幫忙安撫與協助。

Q 埋線一次可以維持多久的效用？

穴位埋線是針灸的延伸治療，結合傳統針灸及現代醫學工具，將無菌的羊腸線透過特殊針具，針入特定穴位的一種醫療手法。一般針灸的治療時間約15分鐘，但透過穴位埋線，可以在羊腸線被身體液化、吸收掉之前，作用約7～10天的時間，其時間長度因個人體質而異，但基本上都能持續激發經絡臟腑氣血功能和代謝功能，發揮療效。所以一般就會1-2周做一次埋線，直到身材已經調整好。

Q 埋進去的線會代謝掉嗎？還是要回診取出？

目前新式的埋線材料是屬於外科手術縫合的特製羊腸線，埋線之後，人體會自動將其分解、吸收，約一週左右會完全代謝掉，而這也是中醫減重回診頻率大約會維持在每週一次的緣故。目前市面上使用的羊腸線，多經過人體實驗，安全性相當高，不大會有副作用產生，剛接受穴位埋線時，前兩天須保持傷口乾燥，但若感到相當不適，需提早回診，讓中醫師診斷並視情況取出。

Q 中醫減重容易復胖嗎？

不易復胖正是中醫減重的一大特點。因為中醫會針對個人體質調理，藥性溫和不傷身體，且不主張過分的控制飲食，特別不建議採取激烈的節食。這是因為過分節食後，重則可能導致厭食症，造成消化器官功能障礙，輕則造成人體代謝功能降低，而代謝功能降低是減肥後復胖的潛在原因，一旦恢復正常飲食，患者會增胖，甚至可能比減肥前更胖。當然，規律的運動加上正常的飲食及作息才是維持身材的不二法門，千萬不能一邊暴飲暴食，還指望透過埋線埋出纖瘦好身材。負責任的診所會教導患者在體重恢復後怎樣維持，這很重要。

2 安全篇

Q 中醫減重藥是中藥嗎？會含有其他西藥嗎？

中醫減重的優點在於以純中藥進行調理，沒有副作用的疑慮，訴求由內到外的調養，透過飲食控制達到營養均衡的目的，且中醫師會根據個人體質的不同對症下藥，這才是最有效的調養及減重方式。一般常見的減重中藥有針對脾虛濕阻型肥胖的防己黃耆湯、澤瀉湯、二陳湯；胃熱濕阻型肥胖的防風通聖散、大柴胡湯、桃核承氣湯；肝氣鬱結型肥胖的加味消遙散；脾腎陽虛型肥胖的右歸丸等。其次，會配合其他的草本調理來幫助減重，但絕不會有西藥，正派的中醫師是不會用西藥的，更何況許多人來看中醫就是不想使用西藥，所以沒有必要用。

Q 計畫懷孕或是產後哺乳期間可進行中醫減重嗎？

一般而言，計畫懷孕的女性仍可進行中醫減重，但其主要的治療目的在於過胖會降低女性受孕機率。所謂「正常體重」，一般都是依身體質量指數（BMI）來檢測，數值介於18～23之間為正常體重。一旦身體BMI值超過23，也就是被定義為肥胖，有些情況就會因受到荷爾蒙的干擾，併發「多發性卵巢囊腫」，所以需要藉由中醫調理身體，提升受孕機率。此外，減重過程還會幫忙患者調理生殖功能狀態，許多患者都是減重同時接受不孕症的治療，讓子宮環境變暖，卵巢功能加強，成功率相當高。

至於哺乳期間則建議進行局部的中醫減重，雖說產後六個月內為黃金減重期，可以建議先從局部瘦身，之後再配合中藥來減重，醫師也會視每個患者狀況來調整。只要患者配合整體調整，產後還是可以瘦得很好的。許多產後婦女以為自己已然變成歐巴桑，但不要擔心，一定會重新恢復曼妙身材的。我許多患者即使生了多胎，現在都還各個是辣媽呢！

Q 患哪些疾病的人絕對不能埋線減重？

穴位埋線基本上適合所有體質的人，但考量部分患者可能因病或身體處於特殊狀態，免疫復原能力較差，為健康起見，應針對病情加以控制，或身體狀況恢復正常後再考慮接受穴位埋線，因此與醫師的診問相當重要。以下幾種類型的肥胖者，不適合接受穴位埋線：1.患有免疫系統疾病或過於虛弱者；2.嚴重的糖尿病患；3.心臟病患者；4.蟹足腫體質；5.懷孕中的婦女。

Q 吃中藥減重後才發現懷孕怎麼辦？

許多患者在減重過程都會不小心或是意外懷孕，主要是因為許多是生殖年齡又有正常的性生活，難免會遇到。但事實上，在診所每年有非常多的婦女減重過程懷孕生產，常常吃她們的滿月油飯或蛋糕，真的非常開心。

只要是我的患者，我會習慣幫她們調理身體狀態，狀態好了，自然容易受孕。但一般患者都是因為月經沒來時知道懷孕的，由於給予的減重用藥都是比較安全的，在早期懷孕（一般為懷孕6周內）過程，若有服用減重藥都不用太過擔心，母體與胎兒血循的建立上未完成，所以一般都還是很安全。當然，知道懷孕就需先停止用藥，先回診讓醫師看診，評估狀況。由於孕婦使用藥物在西醫部分會分不同等級用藥，而減重用藥的中藥及草本用藥一般都是非常溫和的，只要平常心，繼續產檢就好。可以請產科醫師諮詢檢查，以確保胎兒安全。也可以在服用中藥減重前，事先與醫師諮詢，讓醫師避開會對胚胎甚至胎兒有影響的藥材，才是理想的方式。

Q 中醫減重藥長期吃會傷腎嗎？

現今中醫減重所使用的藥物，多是由草本植物提煉而成，也就是所謂的科學中藥，藥性溫和不傷身。不過坊間仍有許多不肖中醫業者，為了讓患者減重效果快速，加入一些來路不明的成分，包括含有衛生署不開放的成分，長期服用會對身體造成傷害，需謹慎防範。所以，採取中醫減重的方法時，建議需慎選合格的中醫診所，才能仔細為您診治及用藥。肝腎功能不好的患者，也可以藉由中醫師的調理來進行改善，反而是一種養生的方式。

Q 埋線會不會引發過敏？有什麼副作用？

理論上，穴位埋線不該有副作用，除了相當少數的人會對羊腸線過敏排斥外，一般都是安全的。但值得注意的是，許多引發過敏的狀況並非羊腸線本身，而是在針具的清潔上產生問題，若是針具沒有經過完全的消毒，埋線後該部位就容易產生發炎感染的情形。中醫師在進行穴位埋線時，針具絕對不得與其他東西有任何接觸。另外，需特別留意的是，針具和羊腸線拆封後，在空氣中的停留時間也不能過久，否則容易提高感染的風險，所以，慎選安全且合格的中醫診所及有經驗的中醫師是很重要的。此外，醫師的技術也非常重要，許多患者發生這些問題都與醫師的技術不夠熟練有關。事實上，埋線要埋在剛好的位子及深淺度，這是非常重要的，但也是常被忽略的概念，而這真的需要有經驗的醫師才能做好。

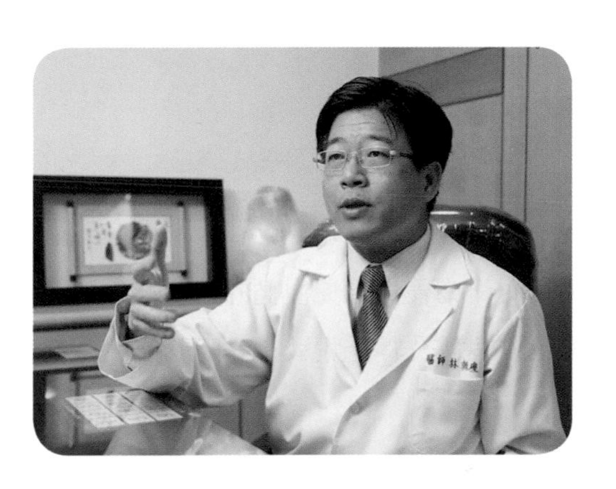

Q 埋線減重會不會有後遺症？

埋線減重一般不會有任何後遺症，除了少數患者具特殊的體質。因為埋線的線是一種用於外科手術縫合的特製羊腸線，經由長期的人體實驗，安全性佳且易被人體吸收。埋線的感覺和針灸差不多，通常一埋完後會有輕微的痠痛、腫脹或是麻感，持續約2～3日就會消失。除非體質真的非常虛弱，或是身體狀況較特殊，痠痛感才會持續達一週，但就長遠來看，埋線減重並不會有後遺症，但仍有需要特別注意的事項，例如接受埋線的部位前三天必須小心照料傷口，不得長時間碰水，如有不慎引發感染現象，或是線頭露出，需立即回診治療。

Q 生理期間可以埋線嗎？

生理期間進行埋線減重是可行的，因為埋線除了減重的作用外，若是埋對穴位，還可以達到調節月經、減緩經痛的功效，因此，女性不用特別避開生理期間進行埋線。但有一特殊狀況為血量過多、出現崩漏時，就必須等生理期結束，並休養一週後才可以進行。倘若生理期同時出現經痛、血量過多的情形，這反應出女性身體狀況相當不佳，建議還是請醫師先行調理身體、恢復氣血後再進行埋線，成效也會比較理想。

Q 中醫減重真的不傷身嗎？

中醫減重成效如今已獲各界肯定，是相當安全的一種減重方法，特別是其強調「先行調理身體，再行減重」的精神最為重要。其中，調理身體的藥物是經由醫師針對個人辨證論治而得，依照各人狀況「量身訂製」出符合其健康的藥方，安全無虞。至於令人較有疑慮的埋線，大多是因為其屬於侵入性治療的緣故，讓人多少有些卻步，但在多年的臨床經驗下，證實都是安全且沒有任何後遺症。

Q 埋線減重有限制針數嗎？埋久了會有什麼影響？

埋線針數並非越多越好，這些穴位通常是脂肪累積及重要經絡交會的所在位置，經由重點穴位的埋線，即可達到最佳減重治療效果。如埋線32針，瘦的速度並不會比16針快兩倍，患者何必忍受多餘的疼痛、時間，甚至金錢呢。一般正規埋線每次約為10～20針，因為這樣即可看到效果，即使治療大範圍亦是如此，其原因在於埋針必須穴穴到位，才能刺激經絡，重質不重量。至於針久埋會否傷身？由於羊腸線可被人體吸收，使用多年以來臨床上並沒有特別記錄，所以不需過於擔心。

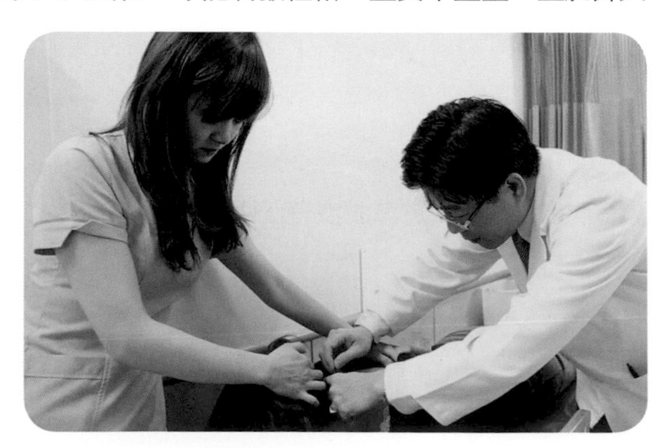

3 生活篇

Q 中、西醫的減重藥可以同時吃嗎？會不會有什麼問題？

一般並不建議中西醫減重藥混著吃，除了藥物可能會有交互作用外，還要考慮藥物的重複作用，若是中、西藥都有加入促進代謝功效的成分，混著吃可能會導致藥效過強，身體無法負荷。但若是在看中醫前原本就在服用西藥，則只要在飯後間隔一小時吃即可。

此外，提醒想減重的人，無論是中藥還是西藥，千萬不要自行購買來路不明的藥品，目前衛福部合格的西醫減重藥是針對BMI值超過27，且需具有醫師執照才能開的藥物，一般民眾於市面上購得的多半不是真正的減重藥物，呼籲想減重的民眾還是得找合格的醫師諮詢才是理想的方法。

Q 吃中藥減重有哪些禁忌食物？可以喝酒嗎？

基本上，中藥減重沒有特別的禁忌食物，而是有需要控制的食物。如澱粉類仍可持續攝取，減重時期最不可缺乏的是澱粉類，它是人體必需的營養素之一，但建議於下午四點以前食用；冰冷食物則因不利於代謝及會影響內分泌的運作機制，所以建議少吃為妙；至於重口味的食物，如過鹹、過辣的飲食，會導致體內的鉀、鈉失衡，讓廢水累積在下半身，形成水腫，不利於減重；最後，酒類雖不會與中藥相抵觸，但因為酒類的熱量通常極高，所以喝酒只會讓體重向上飆升，對於減肥沒有任何好處。

Q 如果忘記吃減重藥可以補吃嗎？效果會不會打折？

中醫減重的藥物是依個人體質所調配，所以一般建議要按時吃，一來可早日調理好體質，二來可抑制口腹之慾，才能達到最佳的減重功效。若是忘記吃，並不建議一次服用兩包，可在發現忘記時趕緊服用，但兩包藥中間要間隔3小時。至於效果，按時吃藥效一定是最大的，補吃的效果可能會因藥效中斷的緣故造成食量忽大忽小，反而讓胃部無法負荷而失衡，使得成效稍稍降低。

Q 服減重藥還需搭配飲食調整嗎？或是可以正常吃？

不論哪種減重方法，「少進多出」絕對是不二法門，所以並不是吃了中藥減重就可以肆無忌憚地大吃特吃。一般來說，飲食調整主要在於澱粉類的攝取，可以五穀米取代白飯，且份量減半，還需多攝取高纖蔬果，如蘋果、番茄等。值得一提的是，由於中醫減重並不提倡節食，所以每餐都要吃，遵守少吃高熱量食物的原則，且要攝取足夠的青菜、肉、蛋、豆製品等，均衡營養才能維持身體正常代謝，避免停滯期發生，最後，規律的運動也是必要的。

Q 中醫減重藥是藥粉嗎？可以直接吃還是要熬煮？

目前中醫的藥材可以是粉狀或錠狀，也就是所謂的科學中藥，部分GMP藥廠會將煎煮過後的中藥進行濃縮與乾燥，再製成藥粉，方便服用，不需煎煮且療效不變。目前一般中醫診所都有提供藥粉與藥錠兩種，除了某些成分的藥材需以特定形式呈現，無法選擇外，患者都可依喜好來選用。值得注意的是，在服用藥粉時，建議與溫水混合再喝下，因為中藥通常不如西藥來得難入口，若是直接倒入口中，反而容易嗆到，所以混合溫水再服用是較佳的方式。

Q 吃中醫減重藥一定要搭配水嗎？可不可以搭配飲料？

不論是西藥還是中藥，白開水絕對是藥物最佳的搭配，比較不建議搭配的是茶類，因為茶屬苦寒，且茶中的鞣酸常會和補藥中的有效成分結合，影響吸收與療效。至於牛奶則因其內含有蛋白質與鈣質，可能會跟部分中藥成分結合，阻礙人體吸收，有時甚至會產生腹瀉。另外果汁也應避免，因為許多水果偏涼性，若身體本身屬虛寒，搭配中藥服用亦會讓身體不適，且果汁的酸鹼度也有可能改變藥性或是血中的藥物濃度，所以白開水是最好的選擇。如果選擇其他飲料還要注意甜度的問題，不小心就會喝進太多糖份。

Q 如果有食物過敏記錄，可以吃中藥減肥嗎？

由於中藥是由純草本中藥材提煉而成，減肥中藥亦不例外，較無過敏的疑慮，且有經驗的中醫師通常會透過問診評斷用藥，可不需擔心。值得一提的是，有過敏史的人需在看診時事先告知或提醒醫師，且在回診時反應身體狀況，與醫師做適當的溝通，一旦有強烈的過敏反應則需立即停藥，且以緩解當下過敏狀況為當務之急。

Q 埋線後可以泡溫泉嗎？埋線的地方若是碰到溫泉水會有影響嗎？

進行穴位埋線後仍可泡溫泉，但有時間上的限制。一般來說，埋線的患部在2小時內不可碰水，溫泉也一樣，以免造成傷口感染。2天內也不建議泡澡、泡溫泉、游泳等長時間的水中活動，蒸汽浴、桑拿等也要避免。基本上，就是需要維持傷口乾燥大約2天左右，一來避免感染發炎，二來不干擾羊腸線的吸收。此外，絕對不能以不清潔的手接觸傷口，以免造成感染。

Q 埋線後可以按摩嗎？

一般不建議進行強力的按摩動作，特別是進行推拿，但埋線的患部可自行進行單點式的拍打，拍打的動作可加強刺激穴位，達到較大的療效，而最佳按摩時間為埋線後的2～3天，千萬不要一埋線就胡亂拍打。至於拍打的動作是將手掌曲成空心狀，以垂直的方式拍打患部數十下，目的在幫助埋線吸收。至於是否可自行進行按摩，建議在埋線時事先諮詢中醫師可按壓的穴道與穴位，千萬不要自己亂按亂壓，以免造成傷害。

Q 埋線後可以運動嗎？游泳會不會影響效果？

埋線後可進行任何運動，除了舉重和一些較激烈的運動，一般沒有特別的禁忌。但值得注意的是，會接觸到水的運動，像是游泳、衝浪等絕對不可在埋線後兩天內進行，就算兩天過後，也不能長時間浸泡在水裡。之所以會有這樣的規定，不是因運動本身會影響埋線效果，而是泳池往來的人多，細菌容易孳生在其中，穴位埋線傷口雖然很小，但還是可能造成感染，為避免不必要的麻煩，任何關於水的運動還是得暫停的。

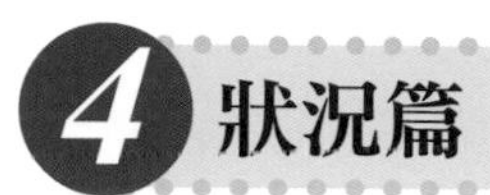

4 狀況篇

Q 埋線的地方摸起來硬硬的是正常情形嗎？

埋線的部位是在肌肉層，而不是接近表皮的脂肪層，如果埋線後患部出現硬塊，一般可能有兩種原因：其一為身體可能對羊腸線有輕微的過敏情形，這時只要冰敷待患部消炎，等紅腫或硬塊退去後，改以熱敷促進血液循環，讓羊腸線慢慢被吸收後即可消除；第二種原因則是埋的深度太淺接近皮膚。若有發現類似問題應回診給醫師看，一般只要不是感染，醫師會協助將其作處理，過程也不會麻煩。只要不出現紅腫熱痛通常就沒有關係，羊腸線之後會被人體吸收。

Q 吃了減肥中藥或埋線後覺得頭暈，這樣正常嗎？

一般來說，中藥大多不會導致身體不適，但如果服藥後出現不舒服的狀況，如頭暈、發燒等，建議第一時間先打電話至診所詢問，講述自身的情形，讓專業的醫師或護士判斷，千萬不要自行亂服用其他藥物。至於埋針導致頭暈，大多是因為個人血液循環不好，或是空腹時接受穴位埋線，才會導致所謂的「暈針」情形，一般不會有大礙，只要多休息且喝溫水即可解除。

Q 有時服用藥物後會拉肚子，正常嗎？

部分減肥中藥確實有促進新陳代謝的效果，若是平日排便不順的人，可能會感到排便習慣與型態有明顯的變化，若不影響日常生活作息便無大礙，但拉肚子的情形如果嚴重，建議可將藥量減半服用，且於回診時告知醫師，請醫師調整劑量或更換其他處方。切記，任何不正常的大量排泄都不是減重的好方法，只因暫時性脫水讓體重減輕，而且會影響身體機能，不僅瘦得不健康，復胖機率也愈大。

Q 怎樣看到埋線的效果？

大體來說，中醫減重的方法並非制式，一旦沒有透過調養改善體質，其後續穴位埋線的功效將大打折扣，相對來說，中醫埋線減重也是根據個別體質與症狀找出對應的穴位。埋線要看到效果，通常會鼓勵患者先穿一件緊的牛仔褲，之後慢慢發現自己的身型越來越好，這時會非常有成就感的。

Q 吃減肥中藥會上火嗎？

一般來說，在進行中醫減重前，醫師都會對患者進行諮詢，了解其體質、身體狀況，判斷患者是屬於哪一種肥胖症型，最後才會給予最適當的處方。所以，若本身屬於火氣型的人，專業中醫師會在諮詢時就判斷出來，並在開藥時斟酌加入降火氣的藥物讓身體恢復平衡。至於中藥的性能，相信在專業醫師的應用下，其調配的處方本身應無上火的問題。

Q 為什麼吃藥後發現小便顏色變比較黃？多喝水就好了嗎？

科學中藥是將中藥熬湯後濃縮，再加入賦形劑成中藥粉，因此，若原先的藥材為水溶性，服用後就會有黃尿的現象，也就是說，原先中藥材中所含有的顏色成分會隨著尿液排出。常見會導致黃尿的中藥有黃連、黃芩與黃柏等，一般對身體都沒有太大的傷害，只要多補充水分即可。

Q 埋線技巧會不會影響效果？是否埋對地方就有效了？

穴位埋線並不是埋對地方就萬無一失，針數的判斷、深淺位置都是關鍵。由於穴位埋線是自傳統針灸改良而成，雖然原理大致相同，但技術仍需學習，也就是說，並非所有會針灸的中醫師都會穴位埋線，因此選擇一家信譽良好的中醫診所相當重要。一般來說，埋對穴位患者會有「針感」，而針感就是輕微的痠麻與腫脹，所以，如果扎針時沒有任何感覺，可能就是線沒有埋到位的跡象。

Q 吃了減肥中藥後開始失眠，可以自己調整藥量嗎？

由於減肥中藥多數帶有加速新陳代謝的成分，一旦新陳代謝佳，人就會神清氣爽，較不容易睏倦，一般只要調整生活作息，便可獲得改善，無需特別擔心。惟需特別注意的是，若是服藥後失眠情況嚴重，無法透過調整生活作息獲得改善，也不要自行調整藥量，需諮詢開藥的中醫師，請其斟酌減輕劑量，或以其他中藥替代才是較理想的方法。

5 其他

Q 中醫減重會影響性慾嗎？

中醫減重與性慾並無直接關連，反而，肥胖的男性在減重後因身體較為靈活，對於性事也會比較順手，性慾自然就提高許多；至於女性，根據國外相關研究調查發現，減重有助於提升婦女的性慾，其原因為減重後的女性對於身材較為滿意，較沒有不願男性看到自己臃腫體態的困擾，所以性生活通常會比減重前頻繁，或是對於性這件事會較有興趣。

Q 中醫減重會減到胸部嗎？

中醫減重通常不會有縮胸的情況，反之，有針對胸部進行刺激的穴位，經驗足夠的中醫師能辨別正確的穴位，進行埋線，達到豐胸的效果，效果最佳的族群為12～18歲的青春期女性，但臨床上也有30歲左右女性仍有不錯豐胸效果的案例。

Q 中醫減重門診有健保給付嗎？

目前中醫減重健保是不給付的，需全額自費，也不會在健保卡上留下記錄，但若是搭配其他診項，如調理體質、感冒等，健保就有給付，且健保卡會留下記錄。

Q 埋線費用會很貴嗎？有公定的市場價格嗎？

基本上，每家中醫診所的療程次數不同，價格也會有所落差。建議想減重的人不應以價格為最高考量，而是以醫師的專業度為主，另外也需將針具的保

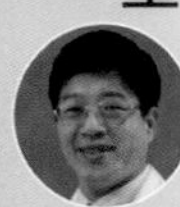

存期限、乾淨程度以及診所的服務品質考慮進去，否則再便宜的價格，若是沒有減重的功效，仍是白花錢。

Q 去看減重門診有沒有特別的著裝要求？

建議穿著寬鬆且舒適的衣物，埋線時較為方便，特別是短袖、短褲較佳。若是要進行後續的埋線，則視埋線的部位調整，如瘦手臂者，建議內穿小背心，外搭寬鬆上衣，特別是能將袖子捲至肩膀的衣服較佳，或是直接穿著無袖衣物即可。至於在大腿埋線者，並不建議穿著裙裝，而是以寬大的褲子為佳，或是可將衣物攜至診所更換。

Q 頭一次看中醫減重門診需特別注意什麼嗎？

除了穿著寬鬆的衣物外，若是當日已準備埋線，不可空腹，以免暈針的情況發生，但也不建議剛吃完飯就立刻看診，最好間隔1～2個小時最佳。若是進行埋線療程，建議結束後喝一杯溫開水，可以讓體內循環更好。本身若有任何病史或過敏症狀需事先告知，以免在醫師問診時忘記提起，才能避免不必要的情況發生。

Q 埋線減重有年齡的限制嗎？國中以下但體型很胖可以埋線嗎？

年齡低於20歲以下的肥胖患者，除非身體機能出問題，否則肥胖的原因多與生活行為相關，可透過改正達到減重目的，所以並不建議埋線減重；20～50歲的肥胖患者是最適合埋線減重的族群，且效果最為明顯；至於50歲以上的肥胖患者，在埋線減重上雖非禁忌族群，但因效果不易見，若非胖到對健康產生嚴重影響，一般也不建議進行埋線減重。

Q 中醫減重對男女性別的效果有差異嗎？

中醫減重對於男生或女生的效果是差不多的，臨床上並沒有特別明顯的差異。因為中醫減重的基礎在於透過中藥調整體質、加速代謝及健脾益氣，再以穴位埋線雕塑局部，加上運動習慣與飲食控制來提高代謝率，便可事半功倍，因此，一般只要是生理機能正常，沒有特殊內分泌失調的問題，無分男女，在中醫減重上都可獲得不錯的成效。

Q 如果已做減重手術，如胃束帶、胃繞道等，還可做埋線或吃中藥減肥嗎？

目前西醫的減重手術常見的有胃繞道、袖狀胃切除、胃束帶等三種，主要是針對病態型肥胖，也就是BMI值超過32且合併其他疾病者，或是BMI值超過37且經內科治療仍無法瘦下來的患者，肥胖者一般並不能隨意進行此類手術。基本上，穴位埋線與減肥中藥不會與此類的手術產生衝突，反而有部分患者在做完減重手術後，因為身體吸收功能較差，會搭配中藥進行身體調理，所以曾接受過減重手術治療的肥胖患者可放心接受中醫減重治療。

Q 中醫減重對產後肥胖有效嗎？

婦女懷孕期間為了保護腹中胎兒，會自然而然地將脂肪堆積在腹部、臀部及大腿，造成肥胖。產後又多躺著不動，加上食補過頭，只要一沾重口味的食物，水腫就立刻現形。中醫減重可針對產後肥胖進行調理，但若是有哺餵母乳的情形，建議待嬰兒脫離母乳，改吃配方奶後再行中藥減重，或是找尋專業的中醫師在劑量上做調配，也有針對產後孕婦設計出一套先行調理身體的藥方，符合中醫減重的原始概念，調養好身體才有辦法達到減重的目的。產後減重會讓媽媽很有成就感的，許多臨床患者都感到非常滿意。

後記

寫到這裡，感覺還有好多話要跟大家分享，意猶未盡；沒關係，我會再繼續寫下一本，我的想法就是要持續在中醫的診治上盡一份心力，未來持續寫作有關中醫的各個部分。

夜深了，每當台北街頭所有人都已經回家休息，我與同仁們走出診所那一瞬間，總會想，今天我又做了好多我自己認為有意義的事情。我的患者是我最大的支持，很多人問我，「院長，你有需要這麼累嗎？」我妹妹總是笑著幫我回答：「是啊，因為他超愛他的病人！」

我妹是個博士，也是個醫師娘，讀很多書，在醫學大學裡任教，卻在深造回國後在父母的拜託下來幫我。她是個很有理想性跟愛心的人，她有非常多照顧婦女的經驗，所以在我診所每天這麼多的患者中，她開心的做著照顧人的工作，這是她的樂趣。她寫書、寫文章、寫心情、寫很多生活點滴跟患者分享，林老師想把教學臨床服務的熱忱也帶到這裡，直接來幫助更多人。很多人都說，「你們兄妹倆有病嗎？要這麼拼命？」我妹就說，「開心啊，能做多少就是多少，以後他要上天堂。」她想的跟我一樣，果然是兄妹。

這麼多年來，很少有醫師會願意跟我忙到這麼晚還樂在其中。每次患者問我，「院長，我會好嗎？」、「我會瘦嗎？」、「會痛嗎？」、「我可以站起來嗎？」我總是跟他們說，「你會，你會比現在更好，要有信心，我跟你一起努力，我們這麼多病人都跟你一起努力！」

在這個診所，患者跟我、跟同仁，甚至患者之間都是朋友。有時患者一起看診，他們會充滿力量，因為他們知道自己並不孤單。經常來了一個患者之後，就是一家人、兩家人，甚至一整個公司的人一起來，這就是口碑吧！

當醫師的人就是要用心，有些同仁曾受到患者不好的言語及惡意傷害，但我都跟她們說，不要失去信心，畢竟我們盡心盡力，我們還是要用最好的服務給患者。我跟她們說，「腰越彎就越成功」，我的同仁都是我最好的夥伴，感謝她們。

我要在最後鼓勵所有對體重還不滿意的朋友們，不要擔心，你一定可以減重成功的。因為，有這麼好的中醫師們，用這麼好的藥物跟技術協助你，不要猶豫，如果你因為健康考量想讓身型更符合自己的要求，就來找中醫師吧，讓我們來協助你。中醫診療是一門大學問，可以做非常多的照顧。未來，我也期許中醫能幫助更多人，也讓大家重新認識中醫的博學及重要。

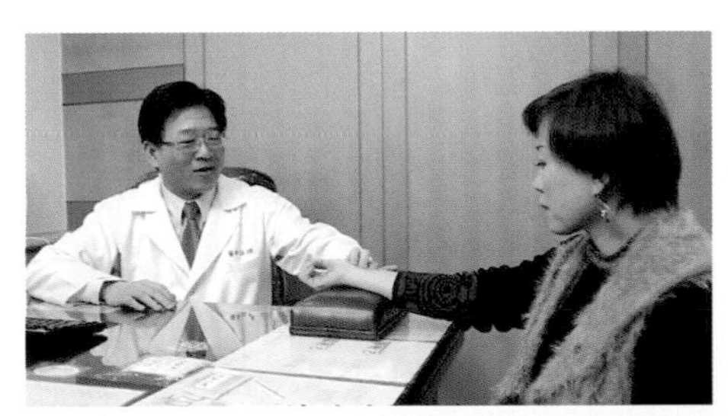

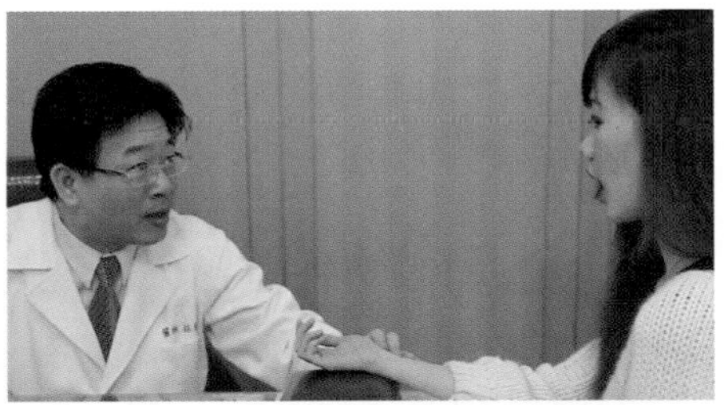

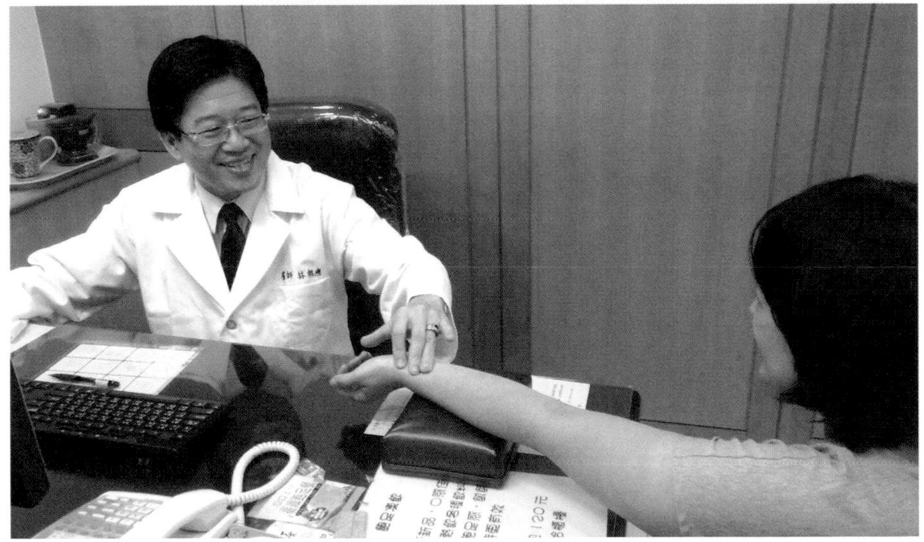

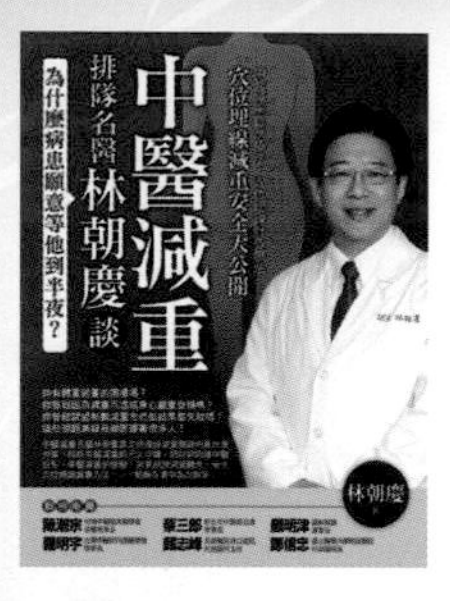

實用生活08

為什麼病患願意等他到半夜？
——排隊名醫林朝慶談中醫減重

金塊文化

作　　者：林朝慶
發 行 人：王志強
總 編 輯：余素珠
美術編輯：JOHN平面設計工作室

出 版 社：金塊文化事業有限公司
地　　址：新北市新莊區立信三街35巷2號12樓
電　　話：02-2276-8940
傳　　真：02-2276-3425
E-mail：nuggetsculture@yahoo.com.tw

匯款銀行：上海商業銀行 新莊分行（總行代號 011）
匯款帳號：25102000028053
戶　　名：金塊文化事業有限公司

總 經 銷：商流文化事業有限公司
電　　話：02-2228-8841
印　　刷：群鋒印刷
初版一刷：2014年2月
定　　價：新台幣300元

ISBN：978-986-89388-6-1
如有缺頁或破損，請寄回更換

團體訂購另有優待，請電洽或傳真

國家圖書館出版品預行編目資料

為什麼病患願意等他到半夜?排隊名醫林朝慶談中醫減重
/ 林朝慶著. -- 初版. -- 新北市：金塊文化, 2014.02
面；　公分. -- (實用生活；8)
ISBN 978-986-89388-6-1(平裝)
1.減重 2.中醫 3.穴位療法
411.94 102027072